好好寫作，靜靜療癒

用文字和內心深度對話，練習看清自我感受，
轉念讓日子過成自己喜歡的樣子

劉主編、藍橙──著

前言

何以解憂，唯有寫作

現如今，愈來愈多的人開始注重心理健康，但關於什麼是心理健康，沒有幾個人能說得清楚。

有人說「開心快樂就是心理健康」，也有人說「沒有煩心事就是心理健康」，還有人說「積極向上就是心理健康」。這些說法好像都有失偏頗，沒有誰能一輩子不遇到煩心事，重要的是遇到煩心事後要能快速有效地從煩惱中走出來。真正的心理健康不是心理不生病，而是能像強健的身體一樣，有抵抗疾病的能力，以及在生病之後有快速恢復的能力。

如何才能擁有強健的心理素質？換句話說，如何才能在問題面前保持心態平和，並能在出現問題之後快速復原呢？

其實，寫作是一種維持心理健康的好辦法。我們可能都有這樣的體會——遇到解決不了的問題或者心情特別不好的時候，寫寫東西就能有效地舒緩情緒。

透過寫作改變心理狀態的方法稱為寫作療癒，在國外也有人稱它為「療癒寫作」或「寫作禪」。療癒不一定是療癒疾病，很多人可能還遠沒有到生病的地步，它更像是對自身情緒和心理狀態的管

理——透過寫作讓自己想得開一點兒、活得快樂一點兒、變得好一點兒、過得幸福一點兒。如果透過寫作能增加這四個「一點兒」，那寫作療癒的目的就達到了。

寫作療癒的原理其實很簡單。首先，寫作就是一種傾訴。傾訴讓壓力得以排解，而且寫作是不需要聽眾的文字傾訴，它簡單易行，幾乎不需要依賴任何條件。其次，寫作是一種思維活動，思考會幫助你解決難題。很多人遇到想不通的問題時，邊寫邊想，最後就能找到答案，所以寫作療癒其實是解決問題後的釋然。最後，寫作是一種超脫，讓人從關注內在昇華轉移到關注外部世界，從而在一個更高的維度解決問題，並最終獲得內心的寧靜和幸福。

以上這些原理都是心理學家要研究的問題，對普通人來說，想要讓寫作在自己身上起到療癒作用非常容易，只需要做到九個字，那就是「閉上嘴，現在就開始寫」。

寫作並不難，別擔心自己寫不出來。最偉大的作家也不是想好了每一個字之後才開始動筆的。只有寫下第一句才會有第二句，寫完第一段才會有第二段，只要開始寫，你的大腦就會給你指引，讓你把內心深處的東西源源不斷地傾倒出來。

透過寫作傾倒出來的可能有你的困惑、思考，也可能有你過去的回憶、壓抑，還可能有你心裡的煩躁、不安等。總之，不管倒出來什麼，都請你把這些東西歸歸類，把好的留下來，把壞的扔掉，把有問題的修理一下，把幸福甜蜜的封存起來，這樣你的心就整潔了，你也就得到了療癒。寫作療癒就是這麼簡單。

本書一共講述了28個跟療癒有關的故事。故事的主角和我們一樣，都是這個社會中的普通人。不過有趣的是，他們每個人身上都有

一個標籤，如「總是感到孤獨的如新」、「沒有安全感的維鑫」、「有重度拖延症的湘琪」、「不開心的成亦」等。他們或許恰好跟你面臨同樣的問題，或者跟某個階段的你很像，所以看他們的故事就好像在照鏡子──你可以透過文字看到自己的樣子。你一定也很好奇，他們的故事是如何發展的呢？他們又是怎麼借文字的力量來療癒自己的呢？

這就是本書的祕密和樂趣所在。你可以把它當作一本故事集來讀，這是一本28個人故事的合集；你也可以把它當作日記來讀，這28個人一邊述說自己的遭遇，一邊寫日記；當然，你也可以把自己代入進去，把本書當成教科書來讀，想一想他們所用的那些方法能不能用到你自己身上，那些對他們有用的寫作模式能不能為你所用，幫你解決問題。

從第二章開始，每個故事後面都附有一個寫作題目（寫作療癒練習），如果你願意，歡迎你趁熱打鐵，寫出自己的文章。其實只要開始動筆，你就超越了大部分讀者，也就真正開啟了自己的寫作療癒之旅。另外，在本書的最後，有一個「寫作魔法盒」，把書看完之後，你可以打開這個「魔法盒」，它將會帶給你很多驚喜。

有人問，既然是寫作療癒，那寫作是一種藥嗎？不，它不是藥，所以如果你已經罹患了重度心理疾病，還是要去專業的醫院找醫生診療。寫作療癒更像是一種高品質的營養品──如果你一切安好，它能增強你的免疫力；如果你恰好比較虛弱，它能強身健體；如果你正處於亞健康狀態，它能增強你的機體活力。寫作療癒最大的特點是無毒、無害、無副作用。當然，它還有一個最大的優點──免費，因為寫作幾乎是不用花錢的。學會寫作療癒的方法，其實就相當

於學會了一種低成本的自我心理保健的方法。

　　現在，隨著觀念的進步，很多人把高品質的生活狀態理解為身心健康。身心健康包括兩方面：一是身體健康，二是心理健康。身體健康很好懂，簡單理解就是不生病、有活力；而心理健康是個新概念，簡單來說就是要保持心態平和，常懷喜樂之心。身體健康大家比較熟悉，實現的方法也比較多；心理健康大家剛剛開始關注，還缺乏深入的研究和行之有效的實現方法。而寫作療癒作用於心理，是一種維持心理健康的有效方法。

　　身心健康是幸福的保障，願你關注身體健康的同時也善待自己的內心，收穫幸福人生。

　　何以解憂？唯有寫作！

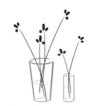

目錄

第三章　寫作療癒的方法

第一節　用「我」的視角觀察問題

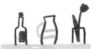

現代社會競爭激烈，人們的壓力也愈來愈大，一些人需要透過某種外在方式來療癒自己，如醫生診療、藥物輔助治療等。其實解鈴還須繫鈴人，最好的「藥物」就是自我對話、自我療癒，而你完全可以寫出治癒自己的文字。

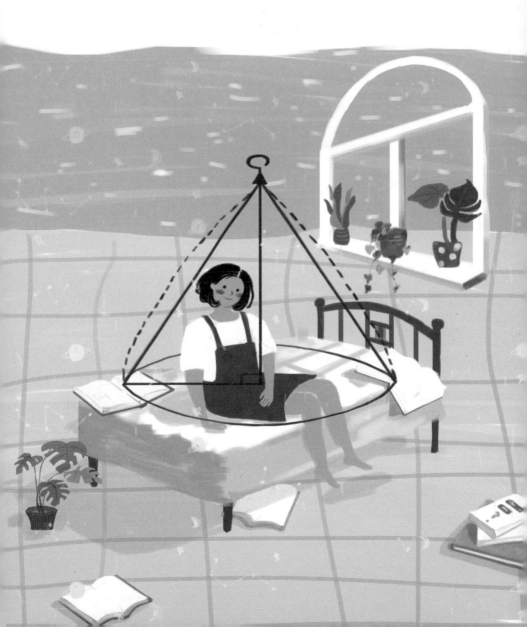

第一章

什麼是寫作療癒

這個世界上最了解你的人是你自己。傾聽內心的聲音，
用語言和文字撫慰自己，這就是最好的療癒。用寫作跟
自己對話，找到從壞情緒中解脫的方法。

第一節　解鈴還須繫鈴人

一、失眠的小玉

小玉失眠了，整整一夜沒睡著！

這一夜，每次看手機，時間都往前挪動一點兒，1:50，2:30，
3:45，4:10，5:20……小玉不知道是期待天亮還是害怕天亮。

她在微信朋友圈寫道：「凌晨5:00的陽光，好刺眼！」

原來，比起失業的痛苦，失眠的煎熬還要可怕100倍。

天亮了，外面的街道開始喧鬧起來。小玉的腦袋昏昏沉沉的，

她不知道該起來還是繼續躺在床上。她的腦袋裡亂糟糟地閃現各種畫面：公司的裁員通知，最後交接的畫面，幾個朋友的離職飯……。

當然，還有一些她想不出結果的事：找什麼工作？房貸怎麼辦？什麼時候結婚？她甚至想到公司有個同事曾經找她借過1000元，一直沒還，現在她離職了，更不可能把這個錢要回來了。想到這裡，她突然覺得胸悶，也不知道是因為一夜沒睡，還是因為這永遠要不回來的1000元。

為什麼？為什麼自己這麼倒楣？小玉望著天花板，深深地歎了一口氣。

二、找到負面情緒的根本癥結

生活不可能一帆風順，誰都會遇到煩心事，尤其是在現代社會，生活節奏快、人的壓力大、世界變化多，人們每天都要接收大量的資訊、處理大量的問題。這些資訊和問題多種多樣：有些是正面的，如事業成功、升職加薪、親人重逢；有些是負面的，如失業、賠錢、親人離去。面對正面的資訊，人們會感到輕鬆、愉悅；面對負面的資訊，人們會感到難過、糾結和痛苦。

好在人具備調節情緒的能力，輕鬆愉悅時當然不會有什麼問題，即便遇到令人痛苦、糾結的情況，過個一兩天也就好了。這就好像許多人得了感冒，即使不吃藥，靠身體的抵抗力也能撐過去。但有時候，當我們遇到一些比較重大的問題，或者經歷了比較大的人生起伏，情緒就不那麼容易調節了。我們可能都有過這樣的體驗：明明事情已經過去好幾天了，自己還陷在某種負面情緒裡；或者因為某件事，自己被徹底擊垮了，從此一蹶不振。就像案例中的小玉，失業對

她的打擊太大了，所以她感到焦慮、痛苦，而這種情緒讓她整夜睡不著覺，這反過來又加劇了她的焦慮。在這樣的惡性循環中，她顯得茫然不知所措。

遇到這種情況，我們該怎麼辦呢？有人說：「這是吃飽了撐的，沒事找事。」事實上，這絕不是沒事找事，心理危機若不及時干預，會帶來極大的安全隱患，很多人甚至因此做出傻事。也有人說：「順其自然就好，時間會解決一切問題。」在正常情況下，時間的確可以解決情緒問題，但像小玉這種情況，時間反而成了她的敵人，拖得愈久，她愈痛苦。

那麼小玉究竟該怎麼辦？我們又應該如何處理這種突如其來的情緒問題？

知乎上有一個帖子，題為「如何控制負面情緒」，這個帖子已經有1400多條留言了。其中不少留言獲得了上萬次點讚。大家分享了很多控制負面情緒的方法。比如，有人靠吃東西緩解負面情緒，有人靠熬夜緩解負面情緒，也有人靠購物、跑步、看書等方法讓自己從負面情緒中走出來。總之，為了讓自己的身心與外部環境達到平衡，人們想出了各種應對辦法。但這些辦法都有一個共同的特徵：它們都希望借助某種外力讓自己好起來。很少有人問自己：「我到底怎麼了？」、「我到底需要什麼？」

你到底需要什麼呢？若你問一個深陷負面情緒的人他到底需要什麼，你可能問不出答案。因為他只知道自己有問題，但並不知道如何才能找到出口擺脫困境。有人把陷入負面情緒比喻成進入一個黑洞——這個洞裡漆黑一片，伸手不見五指，你不知道自己身處何方，也不知道要走向哪裡，你被無邊的黑暗吞噬，感到無能為力。

中國有句老話叫「解鈴還須繫鈴人」，其實很多負面情緒和心理問題的始作俑者不是別人，也不是環境，而是我們自己。很多時候，我們抱怨自己運氣不好遇上倒楣事，所以情緒才出了問題，但仔細想想看，帶給我們麻煩的到底是「倒楣的事」，還是「對倒楣的事的理解」？為什麼同樣是遇上倒楣的事，別人的情緒就沒有出大問題呢？如案例中的情況，這個世界上每天都有人失業，為什麼有的人就能平靜對待，而小玉就瀕臨崩潰？這到底是失業的問題還是小玉自身的問題？雖然這樣的質問顯得很殘酷，但是它也許能幫我們找到問題的根本癥結。

三、透過寫作擺脫負面情緒

其實道理不難理解，問題是應該怎麼做。擺脫負面情緒需要從兩個方面入手。首先要治標，先改變負面情緒帶來的消極狀態。不開心的時候，要讓自己快速開心起來；憂鬱的時候，要讓自己快速樂觀起來；焦慮的時候，要讓自己快速放鬆下來。其次要治本，要從根本上找出焦慮的原因，從源頭解決問題。案例中，小玉因為失業而感到焦慮，那她就應該好好分析一下自己為什麼會失業，以及接下來自己應該做點什麼才能改變現狀。

怎樣才能治標又治本呢？寫作其實是一個好方法。這裡的寫作不是寫命題作文，而是透過寫作這個舉動緩解自己的負面情緒，以及透過寫作的具體內容尋求解決問題的辦法。

講到這裡，很多人可能還不理解為什麼寫作能緩解負面情緒。在一些人看來，寫作是一件複雜且困難的事情，自己過去每次寫作文都急得抓耳撓腮，這明明是給自己製造麻煩，怎麼可能讓自己放鬆身

心並擺脫負面情緒呢？

有這種想法很正常，過去我們對寫作的理解特別有限，除了在學校會寫作文，平時我們沒有太多跟寫作打交道的機會，更不會覺得它有什麼具體的作用。寫作其實是我們對內、對外交流的工具——對內，透過寫作我們可以進行自我對話；對外，寫作的內容可以代表自己跟他人溝通。掌握寫作這個工具，不但可以讓我們的工作更加高效，也可以讓我們的生活更加便利。

至於寫作的療癒作用，其實是寫作透過兩個層面作用於一個人的內心，從而發揮改善情緒、解決問題的功效。

首先，寫作本身可以讓人快速平靜下來。透過寫作，我們可以傾訴心中的煩悶，可以理清思路，也可以讓自己的情感得到昇華，這些都有助於陷入負面情緒的人快速回歸正常狀態。我們可能都有過這樣的體會：心煩意亂的時候，把煩心事寫下來，壓在心裡的石頭好像就消失了。這就是寫作帶來的好處，而這也對應著之前說的治標——先解決表層的情緒問題。

其次，寫作有輔助思考的作用。我們並不需要想清楚所有的事之後才動筆，而是邊寫邊思考。寫作的時候，我們可以從客觀描述問題入手，不誇大問題，也不回避矛盾，然後結合自己的情況進行分析，最後找出現有條件下解決問題的最好辦法。這一整套思考流程對應著之前提到的治本——徹底解決負面情緒背後的核心問題。

這樣的寫作，我們稱為療癒寫作，它和我們之前在學校接觸到的應試寫作不一樣。應試寫作是寫給別人看的，是針對某個話題進行的文字闡述；而解決負面情緒的療癒寫作是寫給自己看的，它讓你關注自己的內心世界。當你開始用寫作描述、分析、交流，甚至借助故

事投射自己內在情感的時候，你就會發現，過去惹人煩的寫作，居然是一個療癒內心的好方法。

解鈴還須繫鈴人。當我們開始用寫作的方式跟自己對話時，過去那些淤塞的情緒就有可能得到疏通。人是很聰明的動物，在負面情緒的沼澤裡，人有自救的本能，而療癒寫作就是你的自救工具。

第二節　寫作療癒就是抱怨和吐苦水嗎

一、罵自己的張瑛

太煩了，我簡直就是個廢物，我想我一定是腦袋進水了才會做出這樣的決定……。

張瑛在日記本上寫下這段話，好像罵自己罵得愈狠，就愈能讓她覺得解脫。

半年前，張瑛和朋友一起投資開了一家酒吧。張瑛投了260萬元，這裡頭有她這兩年的積蓄，還有她向父母借的錢。但因為經營不善，酒吧持續虧損。最近幾個股東商定把酒吧關了，這意味著大家之前投的錢都要付諸流水了。

這麼大的損失讓張瑛無法接受，她不知道怎麼辦才好。無處不在的挫敗感讓她內心無比煩躁。

從小到大，無論遇到什麼煩心事，張瑛都會寫日記。於是，張瑛在日記本上寫下了這段話：

這件事誰都不能怪，要怪只能怪自己。為什麼當時頭腦一熱就要開酒吧呢？為什麼當時就不能好好調查一下市場呢？為什麼就不能多聽取幾個朋友的意見呢？現在好了，260萬元沒了……。

我真是個蠢貨，別人賠的是零花錢，我賠的是父母的棺材本。我真的對不起家人，也對不起自己。

寫著寫著，張瑛的眼淚就流了下來，眼淚滴到日記本上，暈濕了一大片。

張瑛抓起日記本，撕下自己剛寫好的那一頁，把它撕得粉碎。這一頁文字記錄了她的失敗和恥辱。寫下這些內容並沒有讓她好受一點，反而讓她更加絕望⋯⋯。

二、為什麼寫作起了「副作用」

不是說寫作能療癒嗎？為什麼張瑛愈寫愈崩潰呢？這讓人感覺寫作不但沒有讓她好起來，反而起了副作用。

要解答上面這個問題，首先我們要理解什麼是寫作療癒，以及怎樣寫才能讓自己得到療癒。

寫作療癒是指一個人透過寫作跟自己的內心對話，一方面平復自己的負面情緒，另一方面分析負面情緒出現的原因，最終找出解決問題的辦法。所以從根本上來說，寫作療癒不是抱怨和吐苦水，而是用更積極的心態去解決問題。

如案例中的張瑛，她投資了260萬元開酒吧，最後血本無歸，這是投資失敗的問題，所以抱怨和吐苦水都於事無補，她應該考慮的是如何儘量減少損失，以及如何儘快把虧損的錢賺回來。投資失敗後，張瑛對自己持否定的態度，如果這個時候再用文字批判自己，不但不能讓自己好起來，反而會雪上加霜。

三、怎樣寫才能讓自己得到療癒

「寫作療癒」從字面上看包括兩部分：一是寫作，這是方法和工具；二是療癒，這是目標和結果。也就是說，要透過寫作達到療癒的目的，需要弄清楚兩個問題：第一，到底寫什麼；第二，如何實現療癒。

寫作的時候寫什麼呢？可以是情況說明，也可以是問題分析，甚至可以是自己推導出的解決方案。在這個過程中，我們不是不能寫負面情緒，而是不應該沉浸在負面情緒中不能自拔。情緒本身也是一種事實，你把自己的情緒真實準確地描述出來即可，不用多加渲染，更不用放大焦慮。正視負面情緒有助於我們解決情緒問題。

寫作是如何實現療癒的呢？其實寫作療癒對應著心理治療中的三個方法：一個叫解決問題，一個叫轉移問題，一個叫昇華問題。

結合案例中張瑛的情況來說，「解決問題」就是思考如何面對投資失敗，如何盡可能減少損失，如何善後等等。寫作時把這些問題想清楚，你就能獲得療癒。

有時候，我們遇到的問題比較棘手，一時半刻找不到解決的辦法，這時我們就可以「轉移問題」——避開難解決的問題，想一想其他事情，轉移自己的注意力。張瑛投資的酒吧要關門了，她已經無力改變現狀，投資失敗已成定局，那麼她可以考慮給自己放個假，出去旅遊一下，也可以考慮自己的進修計畫或者下一步的工作計畫。把這些寫下來，把注意力轉移到這些事上面，她也能獲得療癒。有一句話叫「不要為打翻的牛奶哭泣」，也就是說，如果一件事已經無法改變，那還不如把時間和精力花在別的事情上，這至少會讓你有機會重

整旗鼓。

另外，如果情況很糟糕，已無法挽回，那麼我們可以換個角度看待這件事，或者從這件事裡得到一些啟發，把壞事變成好事，這個方法就叫做「昇華問題」。比如，從投資失敗中總結教訓，打一個翻身仗；或者把生活中的磨難當作素材，創作出以自己為原型的小說、詩歌等。很多偉大的文學作品都跟負面情緒有關，從這個角度看，如果能有效昇華問題，負面情緒的產生也不完全是壞事。

所以，光抱怨不行，光吐苦水也不行。我們每一次遭遇挫折都不好受，但在擦乾眼淚後，我們首先應該想到的是讓自己振作起來、讓情況好起來。這時候，不妨先用寫作療癒自己，讓自己恢復到比較好的狀態，並在寫作過程中為自己做好下一步的規劃。

先過自己心理這一關，再過事情本身這一關。寫作療癒一箭雙雕，正好可以幫助遇到問題的你。

第三節　從敘事療法到寫作療癒

一、回憶過去的欣然

「要不是當時迷上了言情小說，我肯定能考上重點大學，要是考上了重點大學，我也不會做現在這個工作，也就不會嫁到這個地方來，更不會跟這樣一個人結婚……」講到這兒的時候，欣然的眼淚又落了下來。

每次講到工作的不順心、生活的不如意，欣然都會提到自己高中時期的經歷。當時班上流行看言情小說，老師不讓看，大家就在小說外面包上書皮，把小說藏在抽屜裡，趁老師不注意就偷偷地看一

眼。因為看言情小說影響了學習，欣然最後只考上了一所普通學校。畢業後，她遠嫁到一個小縣城，她的老公酗酒，沒有事業心，對她也不太好。總之，這些年來，欣然的生活很不如意。

「唉！都怪我當時不好好學習，看那些言情小說有什麼用呢？還不都是假的、騙人的！」

欣然很喜歡跟別人講自己的經歷，好像她現在所有的不順、不幸都跟高中看言情小說有關。開始的時候，大家對她還有點同情和惋惜，說得多了，周圍的朋友也聽膩了，後來，大家甚至會拿這件事來調侃她。有人說，欣然根本不應該上大學，她就應該去寫言情小說，因為她的經歷活脫脫就是一部言情小說，而言情小說本身就是那個「負心漢」。

這些話讓欣然覺得很失落，漸漸地，她不再提言情小說的事了。她覺得這就是命運，所有的事好像都是安排好的，命運對她太不公平了，而且周圍也無人可訴說，她只能把這些事憋在心裡，一個人默默承受。

二、為什麼「祥林嫂」們喜歡重複講述同一個故事

我們都讀過魯迅的短篇小說《祝福》，《祝福》裡塑造了一個人物叫祥林嫂，她是個不幸的女人，她的兒子被狼叼去了，她經常講的一句話是：「唉唉，我們的阿毛如果還在，也就有這麼大了⋯⋯」

開始的時候，她的話還有人聽，漸漸地，大家開始厭煩她，用小說裡的話來說就是「便是最慈悲的念佛的老太太們，眼裡也再不見有一點淚的痕跡。後來全鎮的人們幾乎都能背誦她的話，一聽到就煩厭得頭痛」。

欣然跟祥林嫂看起來是不是有點像？可能我們身邊也有這樣的人——她們喜歡講自己的故事，喜歡把自己現在的境遇和某個故事關聯起來。她們一遍遍地重複這個故事，或許是出於傾訴的目的，或許是希望別人理解，又或許是想抱怨和發洩一下自己的不滿。我們通常會把這些人稱為「祥林嫂」，當然，這個稱呼是帶有貶義的。

　　那麼，為什麼「祥林嫂」們喜歡重複講述同一個故事呢？

　　首先，講故事的過程是宣洩情緒的過程，不管是欣然還是祥林嫂，她們的生活都不太如意，她們缺乏與人正常交流的管道，所以她們的內心一直處於壓抑的狀態，而講故事可以幫她們緩解這種壓抑。當她們沉浸在回憶和講述中時，即便別人不注意聽，她們也能宣洩情緒。

　　其次，喜歡重複同一個故事的人認定這個故事能解釋她們現在的處境。雖然她們看似在用這個故事向別人解釋原因，但更多的時候，她們的這些話是說給自己聽的，這樣的解釋（心理學上叫「歸因」）會讓她們心裡好受一點。

　　當然，我們知道，這種講述沒有什麼用，甚至會讓一個人在「泥沼」裡愈陷愈深。不過心理學家看到了講述這種形式的可取之處，並據此提出了「敘事療法」。這裡的敘事不再是一個人絮絮叨叨地重複同一件事，而是講述者在心理師的引導下把自己的經歷講述出來。

　　一般來說，講述者在講故事的時候都會把人和事（問題）混在一起，而敘事療法很明確地提出要把人和事分開來看——人不是問題的原因，人只是問題的參與者和見證者。一旦有了這樣的認識，很多問題就有可能得到解決，人的心結也可能被打開。

　　除了把人和問題分開之外，敘事療法還有幾大原則，如去中心化（相信某件事並非只有一個原因）、去元素化（不是某個原因一定會導致某個結果）、建構原則（用語言建構我們看問題的視角）等。根據這些原則，心理師引導講述者把自己的問題講述出來，重新思考問題的本質，並最終找到解決的辦法。由此可知，敘事療法的本質並不是一個人絮絮叨叨地說自己過去的故事，而是透過敘事進行再思考。敘事療法需要心理師的引導，這樣講述者才有可能打破過去的思考模式，重新走上正軌。

　　不過目前能接受敘事療法的人非常少。一旦缺乏心理師的引導，講述者的「敘事」模式就很容易變成「祥林嫂」模式。那麼有沒有什麼好辦法讓我們自己在家就可以嘗試敘事療法呢？

三、讓寫作成為自己的敘事療法

　　我們可以嘗試「寫作敘事療法」，這也是寫作療癒的一種，是指透過寫作來敘事，自己做自己的心理師，自己引導自己。

　　為什麼叫寫作敘事療法呢？因為說和寫其實都是表達，說是口頭語言表達，寫是書面語言表達，說和寫都能把頭腦裡的想法呈現出來，以便我們跟別人和自己交流。二者不同的是，說是直接表達，寫是間接表達。

　　我們通常有了想法張嘴就能說出來，這種表達當然很方便，但它有一個致命缺陷，那就是有些問題沒有考慮清楚就說出來了。這也是為什麼人們很容易陷入一種思維定勢——以為自己想得很明白了，其實所有對問題的解釋都是借助於經驗和思維規律做出的判斷，並不見得是可靠的。

我們頭腦裡的想法會先變成思維語言，思維語言再透過文字表達出來。相較於「說」，「寫」更煩瑣，但它的好處是，「寫」的時候，人會經歷兩層思考，一層是從想法到思維語言，另一層是從思維語言到文字。在這兩層思考的過程中，人們會「再思考」某些問題，也就是重新檢查自己的思考結果是否正確。透過再思考，我們常常可以打破固有的思維模式，說明自己找到正確的路徑。這也就是為什麼很多人寫著寫著就明白了，寫作的過程本身也是深度再思考的過程。

借助手裡的一支筆或一台電腦，就可以替代心理師，自己為自己做敘事治療，這是不是很神奇？

從敘事療法到寫作療癒，其實也是個人的自我覺醒。如果你不再依賴心理師的引導，你就是自己的領路人。寫作的時候，想一想問題到底是什麼，引發問題的真正原因是什麼。把原因歸結於問題本身而不是歸結到人的命運或者其他某種不可控的力量上，這有助於我們重新看待那些引發不安或者痛苦的事件，最終讓自己獲得療癒。

第四節 寫作可以解決所有的心理問題嗎

一、被重病困擾的曉蓓

失眠、焦慮、心悸、噁心，這樣的症狀已經持續了半年時間，曉蓓覺得自己快撐不住了。

她做了網上的心理測試題，發現自己被「確診」為重度憂鬱症。周圍的朋友勸她去醫院身心科看看，但她不願意出門，更不願意去醫院。夜裡睡不著的時候，她就爬起來看書，心理學的、哲學的，她希望在書裡找到答案。

　　身體不舒服的時候，曉蓓就放下手裡的工作，開始寫東西。她在文章裡一遍遍地問自己：「我到底怎麼了？」、「我為什麼會變成這樣？」、「我什麼時候才能好起來？」彷彿每一次質問，都是堅強的自己在跟虛弱的自己宣戰。

　　問題是，這種質問只會讓她更加虛弱。曉蓓覺得自己的腦袋像是一團纏繞在一起的毛線，她一會兒想起小時候無憂無慮的時光，一會兒想起各種需要解決的複雜問題，一會兒又想起因為生病，好多事都還沒有做完。這些凌亂的想法沒有章法地冒出來，讓她無所適從。

　　最近曉蓓開始出現幻覺，她覺得眼前有一截燃燒殆盡的蠟燭。她開始寫回憶錄，說是回憶錄，其實更像是對自己的一次徹底質問。她分析出了自己的病因——焦慮、多疑、易怒、苛求完美、心理負擔重、敏感、患得患失。她認為這都是原生家庭裡父母錯誤的養育方式造成的，於是她打電話給父母。她在電話裡大喊大叫，把怨氣發洩在已經年邁的父母身上。

　　發洩完後，曉蓓立即陷入深深的自責中。生病的這段時間，只有父母在默默地照顧她，想到這些，曉蓓感到更加虛弱，她的腦袋隱隱作痛，好像有很多根鋼針紮在頭上……。

二、為什麼曉蓓不能用寫作療癒自己

　　為什麼曉蓓解不開自己身上的「結」呢？寫作不是可以療癒嗎？為什麼曉蓓不能用寫作療癒自己呢？

　　我們可以打個比方，對一個健康的人來說，堅持鍛鍊可以增強身體的抵抗力，但如果生病了，鍛鍊能不能治病呢？顯然不能。鍛鍊非但不能治病，反而可能加重病情。醫生會讓生病的人按時服藥、多

休息。同樣,對一個健康的人來說,堅持寫作可以增強心理的抵抗力,但如果心理真的生病了,寫作療癒能不能代替藥物治療呢?不能。在特定情況下,寫作療癒不但不能治病,生病的時候硬撐著寫作反而會加重病情。切記,寫作療癒不能代替正規的藥物治療和心理治療。

有些人會誇大寫作療癒的作用,好像不管是多嚴重的疾病,只要寫點東西就能治好,這種說法是違背醫學常識的。寫作療癒更像是一種保健品,對健康的人來說,寫作可以增強你的「情緒抵抗力」,讓你保持樂觀積極的心態;對那些遇到困難、麻煩的人來說,寫作可以幫你解決問題、緩解焦慮,讓你重新走上正軌;對暫時處於情緒低谷的人來說,寫作可以幫你走出低谷,實現內心的療癒。而對那些已經罹患心理疾病的人來說,寫作療癒只能是一種輔助治療的手段,病情嚴重的話,一定要第一時間去正規醫院就診。

另外,很多人看到「寫作療癒」四個字就以為自己已經理解了寫作療癒的真諦,開始「日更千字」,這種做法也是不恰當的。單純地寫些文字可能會有療癒的作用,但這種作用非常小,頂多就是透過寫作讓自己平靜下來。如果已經遇到了比較嚴重的心理問題,「日更千字」反而是一種不小的負擔。寫作療癒一定是在自願、愉悅的情況下進行的,它不是作業和任務,更不是立竿見影的特效藥。

對罹患心理疾病的人來說,有時候,寫作可以轉移注意力,緩解焦慮情緒;而有時候,寫作會演變成自我糾結、鑽牛角尖,這反而會加重病情。對心理疾病患者來說,要不要把寫作當成輔助治療的手段,一方面要結合自己的實際情況,另一方面要聽取醫生的建議。舉例來說,在心理治療領域,有一種治療方法叫森田療法[1],它提倡順

其自然，帶著情緒和問題正常生活，如果採用這種治療方法，就沒必要在文字裡與自己「一較高下」，即便是用寫作輔助森田療法，寫的也應該是更生活化的文字，而不是糾結於現有問題。

另外，講到寫作療癒，大家還需要理解寫作療癒的原理。在「寫作療癒」四個字中，「寫作」是方法，「療癒」是結果，一個人透過寫作改變認知，透過認知改變行動，透過行動改變結果，最終讓自己變得好起來。這樣看來，寫作是觸發點，是引起後面的連鎖變化的起點。

寫作療癒最忌諱說一套做一套：寫作的時候分析得頭頭是道，一旦回到現實中，又開始走過去的老路。在這種情況下，寫作並不是良藥，反而變成了麻醉劑，只能讓你暫時逃避困難和煩惱，並不能從根本上解決問題。

1　森田療法又叫禪療法，由日本東京慈惠會醫科大學教授森田正馬創立。它提倡「順其自然，為所當為」，要求患者接納自己的情緒，帶著症狀去生活。

什麼是寫作療癒？其實用四個詞就可以將其概括清楚：書寫、完成、正視、社群。掌握這四個關鍵字，就看清了寫作療癒的「廬山真面目」。

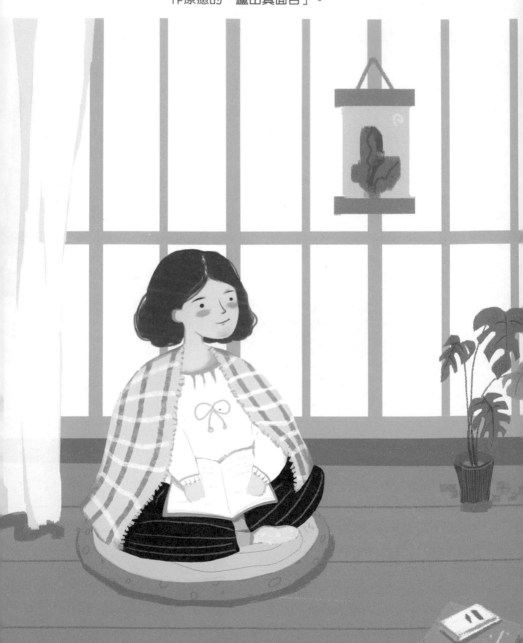

第二章
寫作療癒的
四個關鍵字

想讓寫作發揮療癒作用，要遵循下面簡單的四步。第一步，書寫即療癒，有問題的時候，立即坐下來寫；第二步，完成即療癒，一旦開始寫，就一定要寫完，不要半途而廢；第三步，正視即療癒，要勇敢面對自己的問題，不要隱藏也不要回避；第四步，社群即療癒，要融入社群，借助群體的力量，解決自己的問題。

第一節　書寫即療癒

一、睡不著覺的宛如

「為什麼忙了一天，到晚上關燈睡覺的那一刻，還是會覺得心很慌？」宛如在一篇文章的開頭寫下這樣一句話。她努力回憶自己這一天都做了什麼。

早上，被鬧鈴叫醒，打開手機，回了幾條消息，起床洗漱，然

後邊收拾屋子邊聽了幾段有聲書。上班路上，在搖晃的車上看了會兒電子書，打開手機玩了會兒遊戲，翻了翻朋友圈。下車的時候感覺很累，頭昏腦脹。

在辦公室處理工作，接了15個電話，回了20多封郵件。下午開了個會，會後跟一個同事談了談將要開展的活動。上班期間玩手機無數次，明明朋友圈沒有新內容，同樣的內容還是看了好幾次。

下班回家，邊聽音樂邊做飯，感覺很累。吃飯的時候打開電視，沒有好看的節目，一直換台。晚上打開手機聽了一節線上課程，老師講得很亂，沒有做筆記。課後在群裡跟大家聊了會兒天，逛了逛淘寶，沒幹什麼就到夜裡11點了。

宛如發現自己做每件事的時候都在一心二用，用她的話說就是「一整天好像都在夢遊，沒有哪件事讓我享受到了其中的樂趣。」她本來已經關了燈準備睡覺，但是這些想法讓她很焦慮，於是她坐起來，打開電腦，希望把腦袋裡亂成一鍋粥的想法好好理一理。

二、靠寫作尋找答案

宛如試著梳理她對自己的安排，她在電腦上敲下了下面這些文字。

難道我不是一直在學習嗎？早上起來看朋友圈文章學習，收拾東西的時候聽有聲書，坐車的時候看電子書，晚上還聽了一節線上課程。按理說學習會讓我覺得充實，怎麼我愈學愈焦慮、愈學愈心慌呢？

順著這個思路，她努力回憶自己到底都學到了什麼。

朋友圈好像都是新聞，要不就是那些不痛不癢的「雞湯文」。

早晨聽的有聲書講的是如何成為一個優雅的人，但說實話，講的都是些陳詞濫調。讀的電子書是一段關於刻意練習的內容，我也就學了幾個新名詞。至於晚上的線上課程，老師講得倒挺賣力，但中間我接了一個電話，被打斷了，也就記住了個開頭，大概講的是現在會說話愈來愈重要了……。

看來下次聽課的時候要做筆記才行，太碎片化的學習好像的確效果不太好。她停頓了一會兒，接著往下寫。

為什麼專注那麼難呢？好像這些年我都沒有一心一意地做過什麼事了，主要原因之一肯定是手機，現在每天都拿著手機，有事沒事都會打開手機看一看。看手機的時候不覺得浪費時間，但是我看了朋友圈，看了新聞，看了淘寶，把所有的東西都看了一遍還是不想放下手機。當然，主要是我不知道放下手機之後還能幹點兒什麼。再加上每天那麼多人給我發消息，我不可能不回覆吧，群裡的消息不能不看吧，把這些處理完，時間也就過去了。

想清楚這些，宛如的心裡好受多了。既然問題出在手機上，她決定以後要控制自己使用手機的時間。

三、寫作，讓一切水落石出

「為什麼不能徹底關掉手機呢？」宛如問自己，「手機裡到底有什麼？」她繼續在文章裡和自己對話。

我買了三門課程，一門是學英語的，一門是學理財的，還有一門是學如何優雅生活的。我本來打算透過學習這三門課程來提升自己的能力和修養，但沒有堅持下來，每次都是斷斷續續地聽一點兒，拖了很久還沒聽完，愈是沒聽完就愈覺得焦慮，總覺得有什麼事沒做

完，懸而未決。另外，我平時會看關注的公眾號推送的文章，有些文章寫得還不錯，但大部分都沒什麼營養。還有微博，看微博最多能知道點新聞。

寫到這裡的時候，宛如好像有所感觸，她發現自己所謂的「學習」是很盲目的。

今天一梳理才發現，我雖然每天都忙忙碌碌的，但其實並沒有什麼收穫。所以並不是手機的問題，而是沒有目標讓我焦慮。因為沒有目標，所以我很容易被別人帶著走，人家說什麼課熱門我就選什麼課，人家說什麼應該學我就去學什麼。比如英語，我現在根本用不到英語，也沒什麼動力學，怎麼可能學好呢？

抬頭看看牆上的鐘，已經凌晨1點了。不知不覺，宛如已經寫了一個多小時。她完全沒覺得時間過得快，因為她早就忘記了時間。而且難得的是，這一個多小時，她沒有看手機，這在過去是不可想像的。過去即使是在開會這樣的場合，她也要平均每三分鐘看一次手機。

我需要讓自己安靜下來，就像現在這樣，我喜歡這種專注，這讓我覺得很安心。而且只有在專注的時候，我的靈魂和思維才是我自己的，我才能判斷出自己需要什麼、不需要什麼。我不應該再接受別人塞給我的東西。是的，我需要讓自己更清醒，而不是閉著眼睛狂奔，我累了，我真的跑不動了，我真的很累很累……。

宛如為這段話畫上了省略號，她敲下確認鍵，長長地舒了一口氣。是的，這個夜晚在這一刻變得美好了，她又找回了自己，就像當年自己畢業後剛參加工作時的那個晚上——她一個人坐在燈下，仔細思考自己的未來，並把當時的想法一筆一畫地記錄下來。

寫作很美好，它讓我安靜，讓我專注於思考問題。原來所有問題的答案都不應該由別人告訴我，而應該由我自己尋找。不是手機害了我，也不是碎片化學習耽誤了我，是我自己先沒了方向，亂了陣腳。從明天開始，我要給自己定個規劃，每天早晨醒來，第一件事不是看手機，而是把這一天的安排寫下來，先想清楚今天要學什麼、要完成什麼、這些安排有什麼意義。

寫到這裡，宛如的眉頭漸漸舒展開，她從剛才煩躁不安的情緒中解脫出來了。時間不早了，她也有點睏了，於是她關了燈，躺在床上。一想到接下來就是新的一天，她發自內心地高興，而且關鍵是，她找到了一個很好的方法，打開電腦寫作，只需要一分鐘，一分鐘就可以讓自己進入專注的狀態，這實在是太美妙了。夜深了，宛如帶著這種喜悅的心情進入了夢鄉。她將面對全新的一天。

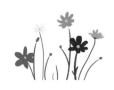

畫重點
不安的時候，就開始寫作

宛如為什麼睡不著覺？她有什麼生活壓力嗎？好像沒有，很多問題都是她「自找的」。她將自己的生活安排得特別忙碌，她以為忙碌起來就會安心。但恰恰相反，每件事情都做一點兒，每件事情都會做不好，而且這種無頭蒼蠅的狀態讓她感到疲乏、慌亂，以致於她被事情壓得喘不過氣來，造成了精神緊張。

宛如需要什麼呢？她需要安靜，需要靜下心來想一想自己到底要什麼。還好她找到了寫作這個方法，她不再跟著感覺走，也不再盲目跟風，她的注意力重新回到了自己的身上。這是一個了不起的改變，哪怕只是寫出自己的不安和困惑，這種寫作也達到了療癒的效果。

能讓自己安靜下來的寫作就是療癒寫作。它很「隨意」，不像工作寫作那樣需要謀篇布局、推敲用詞；它很「簡單」，你只要順著自己的想法走，就好像把自己腦海中的東西謄抄在紙上；它很「有效」，你只需要坐下來，仔細聆聽內心的聲音，把它們如實地記錄下來就會有效果。

寫作療癒練習 1

寫下第一篇個人療癒日記

　　寫日記是一個療癒自己的好辦法，它可以讓你和自己對話、發現自己的問題。很多當時認為是天大的問題，事後再去看，其實並沒有那麼嚴重。如果你沒有寫日記的習慣，今天你就可以寫下你的第一篇日記，記錄今天發生的事情。除了記流水帳之外，你還可以把自己遇到的問題和困惑寫下來，看看能否找到解決的辦法。

寫作 OK 繃

1. 陳述問題。不管遇到什麼問題，先客觀、完整地把問題記錄下來，儘量不做評論。如果感受特別強烈，也可以把當下的感受記錄下來。

2. 儘量平靜地看待這些問題。嘗試用文字引導自己換個角度看待這些問題，從而發現不一樣的東西。

3. 提出解決問題的辦法。隨著寫作的不斷深入，自己逐漸擺脫情緒的控制，進而提出能解決目前問題的辦法。

4. 給自己正向的鼓勵，以便回到平和的狀態。

第二節　完成即療癒

一、半吊子小姐珊妮

今天有人叫我半吊子小姐。我雖然委屈，但是仔細想想，發現這個評價真的很貼切，因為我似乎很久都沒有完整地做完一件事了。

珊妮在一篇文章開頭這樣寫道。她有些沮喪，但還是決定把那些半途而廢的事情一一寫下來。

• 昨天需要寫一份計畫書，可是做到一半，主管又給我分配了新任務，由於時間不夠，我只好求助同事，讓他替我完成了後半部分。

• 說好從上周開始學習英語，每天背半個小時單詞，結果只堅持了一周，就再也沒看過英語。

• 下定決心每天早起一小時進行晨練，可第三天就睡過了頭，之後再也沒早起過。

• 計畫好下班後去練習瑜伽，誰知下班後總是有各種各樣的事情找上門，最後瑜伽也沒堅持練幾天。

• 朋友說她每天都留出時間看書，我覺得這個安排很不錯，於是也給自己定了計畫，希望一周看一本書、一周看一部電影，可是計畫定了半個月了，一本書都沒有看完。

當把這些事情一件一件地列出來時，珊妮才發現，自己是一個沒有長性的人，不會合理分配時間，看到什麼、聽到什麼，都想試一試，卻總是缺乏毅力。本來以為自己是一個肯學習、肯付出、活得很充實的人，可是今天她終於知道，自己只是「三分鐘熱度」，一件事

都完不成。

　　珊妮揉了揉太陽穴，她覺得心裡很亂。別人的評價讓她很不是滋味，如果不能改變這一點，她恐怕再也沒有顏面去和別人談論自己的人生規劃了。

二、完成是一種儀式

　　為什麼看到什麼都想試試，卻總是堅持不下去？珊妮繼續寫，以尋找答案。

　　我似乎不太會分配時間，當有超過一件事情需要同時做的時候，我就會很著急，最終一定會因為手忙腳亂而放棄某一件事。比如主管交給我兩項工作，我不知道如何才能同時完成；比如想去練瑜伽的時候，有人約我吃飯、逛街，我不知道如何與對方溝通和協調時間。

　　我有很強烈的好奇心，別人說的新鮮事物，我都想嘗試一下，別人在做的事情，我也想參與一下。但是做了以後才發現，很多事情未必適合我。我一邊努力說服自己既然開始了就不能放棄，一邊提醒自己這件事並不是我喜歡的，應當及時止損，不要浪費時間。我經常陷在這樣的糾結中，最後的結果就是很多事不了了之。

　　還有些時候，我會很迷茫，不清楚自己行動的目標。我會在開始之前把未來想得很美好，可是做了幾天後，我就會產生疑惑：我這樣做能給自己帶來好處嗎？比如學英語、看書，我堅持這樣做是為了什麼呢？對我自身的成長有什麼幫助呢？這些問題我並沒有想清楚，每次都是頭腦一熱就去做了。

　　分析完原因，珊妮的慌亂感減輕了不少，她發現自己總是完不

成事情的原因有三個，並把它們寫了下來。

1. 協調統籌能力較差。
2. 沒有清晰的規劃，喜歡跟風，缺乏判斷力。
3. 對自己不夠了解，沒有明確的人生目標。

問題已經想清楚了，珊妮也終於鬆了一口氣。只有先找到問題，才可能找到解決問題的辦法，珊妮暗暗地對自己說：「這一次一定不會再半途而廢了。」

三、善始善終才是完美的計畫

針對這三個問題，下一步應該怎麼做呢？

珊妮在文章裡自問自答。

要增強協調統籌能力，我應該拿出時間學習一些關於時間管理的知識。協調統籌能力是我的一個短板，也是決定所有計劃能否完成的最關鍵的一種能力。只有先學會協調統籌，才可能讓其他事情順利進行。

去哪裡學習呢？我看到過很多關於時間管理的課程，首先要對這些課程進行甄別，挑選一門最合理、最適合自己的去學，這一次一定不能盲目了；其次，我需要預留出學習的時間，不如就利用午休時間好了。午休期間一般干擾較少。

找到第一個問題的解決辦法後，珊妮在文章中回答了第二個問題。

要避免盲目跟風，就應該對自己有深入的了解。我是一個喜歡熱鬧的人，有時間的時候就喜歡和親朋好友聚一下，或者在節假日組織一些活動。這樣看來，瑜伽這類偏安靜的運動並不適合我，這可能

也是我練瑜伽時興致不高的原因。早起晨練難以堅持，大概是因為我晚上精力較為充沛，而早上如果起得太早，我一天都會狀態不佳。所以以後我可以利用晚上的時間來鍛鍊身體，早上不要起得太早，以保證充足的睡眠，找到適合自己的生物節律才是最重要的。

第三個問題就更應該好好思考了。我的人生目標是什麼？學習各類知識是為了什麼？

珊妮沒有停下來思考，敲擊鍵盤發出的清脆響聲讓她的思路越發清晰。

原來我覺得無論是什麼，只要去學肯定是有好處的，但現在我發現，學習的東西一定要契合自己的興趣、特長和目標。我之前學習英語是因為看到很多人都在學，似乎不學就要落後於人。但實際上，在我的工作和生活環境中，基本用不到英語，我對英語的興趣也不濃厚。從小到大，我一直對繪畫感興趣，那麼在工作之餘，我可以去學習一些關於手繪的技能。如果學得好，還可以為自己增加一項技能，未來把繪畫作為兼職，增加收入也不無可能。

不知不覺已經過了兩個小時，珊妮的文章快要寫完了，讓她沮喪的問題也在她寫文章的過程中被逐一解決。更讓她感到欣喜的是，她順利地寫完了一篇自我剖析的文章，在這期間她沒有被其他事情分散注意力，也沒有寫到一半就放棄。珊妮覺得，坐在這裡寫作，就是改變自己的第一步。

今天的寫作讓我對自己有了全新的認識，原來我並不是不能做完一件事，我只是沒有做好計畫，沒有找準方向。在寫這篇文章的過程中，我體會到完成一件事的關鍵四要素：一是專注，二是興趣，三是思考，四是自律。以後做任何事情之前，我都要根據這四個要素做

好準備。我一定要擺脫「半吊子小姐」的稱呼！

在文章結尾，珊妮還給自己送上了祝福。

親愛的珊妮，今天這篇文章不僅讓你找到了問題的原因和答案，還帶給你久違的成就感。今天就是改變的開始，相信你未來會成為一個善始善終、做每一件事都能夠堅持到底的人。

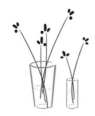

畫重點

寫完就「好了」

　　珊妮是個沒有長性的人，做什麼事都是「三分鐘熱度」，淺嘗輒止，很多事只開了個頭就放棄了，這帶給她很強烈的挫敗感，導致她做事更加拖拉。

　　一般來說，有「拖延症」的人總會給自己的拖拉找藉口，但其實他們心裡還是會有隱隱的不安和自責。就像珊妮，她對自己的現狀很不滿，迫切希望能有所改變。

　　寫作是珊妮改變現狀的第一步。寫作具有某種儀式感，而且順著自己的想法寫下去，寫出一篇文章似乎也不是什麼難事。寫作帶給珊妮巨大的成就感，最關鍵的是，透過寫作，珊妮把亂成一團的生活理出了頭緒，這種能讓自己獲得療癒的寫作讓她看到了曙光。

寫作療癒練習 2

寫一寫你的特長或者興趣

　　你可能是個普通人，做著普通的工作，過著普通的生活，但有沒有一件事是你的愛好或者是你特別擅長的？如玩遊戲、「刷」朋友圈、聊天、看書、看電影……寫一寫你的特長或者興趣，分析一下它到底對你有什麼影響。

寫作 OK 繃

1. 客觀地將自己遇到的問題羅列出來，不要摻雜個人感受。
2. 結合目標選擇、目標驅動力、目標落實三個要素，盡可能理性地分析問題。
3. 針對羅列出來的問題，提出可行且易操作的解決辦法。
4. 完成本次練習可作為療癒自己的第一步。

第三節　正視即療癒

一、沒有安全感的維鑫

早晨，天剛濛濛亮，維鑫就醒了，他心裡裝著事，睡不踏實。雖然眼睛睜不開，身體很累，但他的腦袋無比清醒。於是他索性爬起來，洗了一把臉，坐到電腦前。他覺得自己要找個人說說話，不然真的會悶壞的，而在這個大家都還在熟睡的清晨，文字就成了他唯一且最好的朋友。

我到底是怎麼了？我到底在緊張什麼？不就是最近店裡開始賠錢了，可勝敗乃兵家常事。再說，這點兒錢，我完全賠得起，根本沒必要緊張啊。我到底在害怕什麼呢？為什麼總是心神不寧？

維鑫之前是外企高管，他覺得日復一日的工作很無聊，便在前年辭職，開了兩家咖啡店。第一家店還不錯，流水和收益都比較平穩，而新開的這家店可能是因為選址的問題，已經連續八個月賠錢了。關鍵問題還不是賠錢，而是看不到任何情況好轉的跡象，有時候一整天店裡一個客人都沒有。這讓維鑫心慌，賠的都是自己的血汗錢，再這樣下去可不是辦法。

新店需要「養一養」，這誰都知道，可是止損線到底在哪裡？我難道真的要放棄這家店嗎？放棄這家店意味著之前付出的轉讓費、裝修費統統都要付諸流水。關店後員工怎麼辦？店裡的傢俱怎麼辦？咖啡機、吧台這些設備運到哪兒去？對了，還有店面的違約金，經營不滿一年的話，還要再扣押金。

維鑫停頓了一下，他用計算機盤算著，按現在這種估算方法，

如果關店，大概整體要損失400多萬元。而且更令人頭疼的是，關店的話就有很多雜事要處理，包括各種手續、各種善後的事宜等，想到這些他就頭疼。

那如果再繼續扛呢？人員成本、店鋪租金、物業費、水電費、原材料費，現在每個月要支出快70萬元，前8個月已經投進去400多萬元了，現在要是繼續扛，就還要繼續賠。這個地方，一點生意都沒有。

400多萬元，那是維鑫過去做高管時一年的薪水，他也算工薪階層，錢都是一分一分賺來的，看著損失像流水一樣，說無動於衷是不可能的。

他用手快速揉搓了一把頭髮，然後拿起手機打開了微信，他想轉移一下注意力，從這件煩人的事情中解脫出來。昨晚大學同學群在討論買房，最近房子升值，有人一買一賣，一年時間就賺了快900萬元。維鑫心裡「咯噔」一下，說不上是嫉妒還是什麼別的情緒。別人毫不費力就賺了快900萬元，自己累死累活，壓力又大，還賠了400多萬元，這個反差的確讓人難受。

手機這時候正好彈出一條消息：「截至昨日您××××卡本期未還金額279,732元，最後還款日為6月27日……」

這條資訊成為壓倒駱駝的最後一根稻草，維鑫癱在椅子上，他覺得全身沒有一點兒力氣，也看不到一點兒希望。

二、壓力只會愈積愈多

作為一個工作十年的職場「老兵」，維鑫一直覺得自己有很強的抗壓能力。但做生意跟替人打工完全是兩碼事，維鑫又回到電腦

前，開始分析自己為什麼會陷入這麼糟糕的境地。

過去幾千萬元的單子從我這兒過去我都沒感覺，為什麼這才400多萬元的虧損我就崩潰了呢？以我現在的積蓄，即使虧這400多萬元，我也不會破產。那到底是什麼讓我如此緊張呢？

是挫敗感嗎？過去的工作我的確都做得挺成功的，一路升職加薪，做了高管，但現在這個咖啡店讓我有了極強的挫敗感。第二家店的選址的確出了問題，我要為這件事負責任，也要付出代價。而且這次失敗對我的信心打擊極大：過去我覺得很簡單的事，現在看起來並沒有那麼簡單；過去我以為自己很強大，現在看來我似乎也並沒有自己想像的那麼強大。

還有一種孤獨感。本身開咖啡店這件事大家就不認可，很多人覺得我是「文藝青年」，不適合做生意，所以我一定要證明給他們看，我這家店能開下去，而且能在短時間內實現盈利並擴張。我有時候覺得，我是在跟所有反對我的人對抗，所以我心裡有一種強烈的孤獨感，覺得所有人都不理解我，都等著看我的笑話。

還有就是我的好勝心。從小到大，我都沒怎麼失敗過。高考，我以優異的成績考入了重點大學，畢業後進了外企，一路順風順水，拿遍了公司的各種獎項。我帶領的部門，業績也都特別突出，所以我的確沒經受過失敗的打擊。這些都滋長了我的好勝心，但凡在一件事上遇到挫折，我就想著一定要打翻身仗。

另外，我還得承認，我周圍的環境也給了我不少消極的影響。我的大學同學、朋友多是不願意冒險的人，只追求穩定的資產收益。我選了跟他們不同的路。創業的確有風險，這個我在一開始就想到

了，所以我不應該去羨慕人家的「旱澇保收」。

還有一點可能是我不願意承認的，我好像沒有想過自己的後路——如果創業失敗了，我去哪兒？回外企上班嗎？抑或繼續創業？還是找地方養老？我沒想過這些問題，所以可能潛意識裡，我很怕自己失敗，因為我不知道失敗之後我會怎麼樣。」

「後路？」寫到這裡，維鑫突然有了點兒眉目。

大不了失敗後，我再開一家不賠不賺的小店，雖然這輩子當不了商業「大鱷」，但能經常看看書、寫寫東西，這也會讓我很快樂。而且這就是我創業的初心，我當時開咖啡店也沒有想過要發大財，只是出於自己的興趣。

一家不賠不賺的小店，如果把要求放低，這個目標我現在就已經實現了。第一家咖啡店每個月還有盈餘呢，而且第一家咖啡店的裝修、環境、氛圍我都特別喜歡。就是因為最近都忙著第二家咖啡店的事，我都沒有在第一家咖啡店裡好好坐一坐……。

外面天已經大亮了，維鑫走到窗邊，看到陽光穿透雲層，照進房間，感覺特別溫暖。他已經好久都沒有這種感覺了，他感到渾身舒暢，心裡特別平靜。

他簡單收拾了一下，他要去咖啡店——自己開的第一家咖啡店，他要在那裡完成這篇文章的後半部分。

三、愈逃避，愈麻煩

咖啡店一早就開門了，維鑫找了一個靠窗的座位，要了一杯冰拿鐵和一份鬆餅，重新打開了電腦。

我為什麼會緊張？因為沒有安全感。就像即將參加考試一樣，自己如果胸有成竹，就不會太緊張；只有那些沒有複習好、準備好的考生，才會特別緊張。我現在很緊張，就是因為我沒有準備好，我沒有準備好就匆匆開了一家新店。導致現在新店管理混亂，宣傳跟不上，資金吃緊。看起來是這些糟糕的狀況讓我緊張，其實不是，而是在潛意識裡，我一直覺得這家店會失控。

第一家店的成功得益於很多因素，比如，我投入了特別多的心血，我把最得力的人手都放到了這裡，我一個一個給朋友發消息讓他們來捧場，我動用了所有的關係來宣傳這家店……而且第一家店的選址成功也有偶然性，正好是一個商舖著急轉讓，位置又好、價格又低，誰來做可能都不會賠錢。

如果是現在來定開分店的目標，我一定要讓第一家店的經營模式更清晰、可量化，如員工的招聘與考勤、宣傳與促銷、新產品推廣、每週的活動等。而在開新店的時候，這些都是憑感覺在做，沒有章法。開新店時，完全又是重新摸著石頭過河，一點兒也沒有從第一家店借鑑什麼經驗。

另外，開連鎖門店需要資金的支援，現在我投資了基礎設施就沒有錢去做運營了。這是目前最主要的問題，沒有活動，沒有促銷，大家就注意不到新店，店裡當然就沒生意。

還有人員的問題，現在新店的店長只拿固定薪水，新店經營狀況的好壞跟他沒有太大關係，所以他也沒什麼積極性。是不是要發展一位合夥人，讓他也成為新店的主人？

維鑫愈寫愈興奮，「合夥人」、「標準化」、「品牌」、「活動」，他一邊打字，一邊用筆在紙上記錄思維的要點。他害怕不趕快寫下來，這些念頭一轉眼就會消失。

　　引入合夥人，設置止損點。事已至此，反正是虧損，少虧點其實就是賺了，要是能活化新店效益，那簡直就是天上掉餡餅的好事。

　　他一邊想著，一邊拿起盤子裡的鬆餅咬了一口，看著被咬了一口的鬆餅，想到剛剛寫下的「天上掉餡餅」，他笑了。

　　第一，讓第一家店的店長把日常管理、宣傳、活動組織、對外合作的方式歸納成標準化的流程圖，先做1.0的版本就行，這是最接地氣的方法論。

　　第二，抽調第一家店的優秀員工到新店去輪崗，提高新店的服務水準，順便對新員工進行培訓。

　　第三，邀請5位朋友入股新店，其中4個人是一般合夥人，每人出資40萬元，占5%的股份，不參與新店管理；另一個人為經營合夥人，出資40萬元，占10%的股份，全職參與新店管理。

　　第四，新店開展為期一個月的促銷活動——賣會員卡、咖啡免費喝、活動場地免費用、買咖啡送咖啡杯……從現在開始，從老店往新店引流，所有在老店購買咖啡的顧客，都可免費獲得新店的體驗券。所有活動不計成本，只要能提高店內的人氣，都可以做。新店活

動交給新的經營合夥人執行，以他的意見為準。

　　第五，既然沒必要去跟別人比，不如就把朋友圈關了，微信也少看，那些消息看多了沒有什麼好處不說，還徒增煩惱。另外，從今天開始，我要每週寫一篇文章，梳理當前面臨的問題，有問題及時解決，有壓力及時疏導，不堆到一起。

　　維鑫一分鐘也不想耽誤，他打開手機，關閉了朋友圈。他轉過頭跟店長說：「請大家準備一下，20分鐘之後，我們一起開個會。」

　　早上的咖啡店飄著咖啡的香氣，透過大大的落地窗可以看見外面行色匆匆的人們。新的一天開始了，它看起來是那麼明亮，那麼美好……。

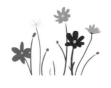

畫重點

寫下來就不怕了

- -

　　維鑫為什麼緊張？是因為大難臨頭了嗎？好像還不至於，咖啡店目前的虧損他完全承受得起。他的緊張一方面來自對未來的不確定，另一方面來自他的迷茫——他完全不知道下一步該怎麼走。

　　解鈴還須繫鈴人，除了維鑫自己，沒有人可以告訴他答案。只有他知道自己面臨的問題並不是簡單的賠錢，而是一開始就做出了錯誤的決策——他急於在朋友面前證明自己，並且因為偶然的成功而冒進，缺乏長遠的打算。

　　維鑫需要的不是無關痛癢的安慰，而是一盞可以帶他走出困境的明燈，還好他找到了寫作療癒這種方法，這是真正能消除緊張的寫作方式。它不急於消除維鑫情緒上的緊張，而是一步一步地幫他把問題分析清楚。情緒是表象，困難是本質，解決了困難才能從根本上平復情緒，標本兼治才能最終解決他的問題。

寫作療癒練習 3

來吧，我不再害怕

　　現代社會壓力很大，很多問題都會讓人緊張，如即將到來的考試、房貸、孩子的入學問題等。請以「最近，這件事讓我緊張」為主題寫一篇文章，說說帶給你壓力的這件事。如果可以，邊寫邊想解決這件事的辦法。也許寫完之後，你會有意外的發現。

寫作 OK 繃

1. 有些問題會讓你不舒服，但是別怕，把它們寫下來，正視它們，你會發現其實沒什麼大不了的。
2. 找出問題背後的淺層原因和深層原因。
3. 寫作的時候，注意自己情緒的變化並將它完整地記錄下來。情緒是預警器，它的產生是為了引起你的注意，提示你某種情況可能將要出現。
4. 一個問題一個問題地解決，情緒也會得到舒緩。

一、孤島上的小玲

離婚後，小玲遠離家鄉，獨自帶著孩子生活。一天晚上，她突然產生了深深的無助感，她感覺筋疲力盡、力不從心。

女兒半夜突發高燒，小玲一個人背著孩子出門。深夜的路上一輛車都沒有，情急之下小玲撥打了120，還好救護車來得比較快。跟著救護車到了醫院後，小玲把孩子託付給醫生，又東奔西跑忙著辦理各項手續。等一切辦理妥當，孩子的病情也穩定下來，小玲才發現自己一絲力氣都沒有了。她癱坐在醫院走廊的長椅上，捂著臉哭了很久。

從醫院回到家已經是凌晨5:00，天都快亮了。小玲看著退燒後熟睡的孩子，感覺自己的能量已經快要耗盡。她拉上窗簾，連燈都沒有開，漆黑的房間裡只有電腦螢幕閃著亮白的光，上面寫了一半的文章彷彿在提醒她：如果有什麼不開心的事，那就寫下來吧。

小玲坐在電腦前，用最後一點兒力氣打開了一個文檔，並在裡面寫下了自己在這一刻的感受。

這一刻的我，發現自己是那麼無助，什麼事情都得一個人來扛，需要幫助的時候，連電話都不知道應該打給誰。父母遠在千里之外，我只能報喜不報憂，而這裡的同事更不適合求助。我也沒有交心的朋友，沒有人能夠幫我，更沒有人能夠在我脆弱的時候陪伴我。無論發生了什麼事，無論自己能否做到，我都必須硬著頭皮一個人上。有那麼一瞬間，我感到前所未有的絕望，感覺自己彷彿站在一座孤島

上，四周是一望無際的茫茫大海，任憑我百般呼喚，都沒有人應答。巨大的孤獨感充斥著我的身體。我好像陷入了一個無底的黑洞……。

二、一次特別的分享會

婚姻遭遇變故以後，小玲漸漸喜歡上了寫作這種可以安撫自己的方式，她會利用空餘時間寫一些文章抒發情感。一次偶然的機會，她加入了一個寫作社群，社群裡的每一個成員都在用心地寫文章，天南海北的網友在社群裡吐露深藏於自己內心的故事。

今天是小玲第一次在寫作社群裡發言，她把自己的孤獨寫成文字，分享到了社群中。夜已經深了，小玲想，大家可能都睡了，也許明天才會有人回應吧。可文章剛剛發出去幾分鐘，社群裡的一個網友就回覆了小玲，並問了她一個問題：「你為什麼會覺得孤獨？僅僅是因為沒有人能夠幫你嗎？」

看到這個問題，小玲陷入了沉思，她一邊想一邊在鍵盤上敲擊著。

我為什麼會覺得孤獨？因為當我遇到困難的時候，我希望有人能讓我依靠，希望有人能在身邊幫助我，減輕我的壓力。我渴望有人能安慰我說「放心吧，你還有我」，但我身邊沒有這樣的人。自從婚姻出現問題，這樣的依靠便消失了。我不知道為什麼會變成今天這樣的局面，我總覺得我在被生活逼迫著往前走，連喘口氣的時間都沒有。

寫到這兒，小玲不由自主地想起了離婚前的生活，她似乎明白了，她現在所有的負面情緒都是在和離婚前的美好生活做對比時產生的。那麼婚姻裡最美好的時光是什麼樣的呢？小玲開始回憶並寫下了

那段美好的時光。

剛結婚時，我和他感情還不錯，那時我就像一個被呵護著的天真小女孩，什麼都不用操心，什麼都不用擔心。他比我大幾歲，像大哥哥一樣處處照顧我。我喜歡吃的東西，他會變著花樣地給我做。他是一個想得比較周到的人，很多事情都能夠幫我打理得妥妥帖帖的。那時候我真的覺得很幸福，我以為他會一直對我這麼好。

後來有了孩子，各種瑣碎的事多了起來，他變得愈來愈沒有耐心。那時他說得最多的一句話就是我不是一個好妻子，也不是一個好母親。他總是說他工作很累，要我理解他。但那時我總是覺得這是他逃避家庭責任的藉口。我總是喜歡強調他之前對我的態度和承諾，本想以此來敲打他，沒想到我們的關係卻愈來愈差。

時過境遷，再回過頭寫下這些文字，小玲才發現自己在這段婚姻中也有很多不對的地方。於是她第一次在文字中進行了自我檢討。

現在再回過頭看，我才知道自己也做錯了很多事。有孩子之前，我一直被他照顧，有了孩子以後，這個家就不能只靠他一個人了。可是那個時候，我只是照看孩子，把其他事情全部丟給他，沒有想過為他做一頓飯，沒有想過替他減輕些負擔。現在的我一個人帶著孩子生活，才發現生活的壓力有多大，僅僅是孩子生一場病都讓我覺得筋疲力盡，更不用說他那個時候既要工作還要照顧家裡的一大一小了。

我現在的處境，無疑跟自己的性格和行為有關，我要嘛就這樣不斷地抱怨，要嘛就讓自己強大起來！

小玲寫完這句話，保存後，把文章發到了社群裡。不一會兒，

提問的群友給小玲回覆了一個笑臉表情，他說：「你已經透過自己的筆找到了問題的核心，你很棒，你不孤獨，你還有我們。」

三、陪伴是最長情的告白

看到群友的那句「你還有我們」，小玲的淚水不由自主地流了出來，心裡滿滿都是感動。

孩子在熟睡中叫了聲「媽媽」，又說了幾句夢話。小玲摸了摸孩子的額頭，確定孩子退燒後，鬆了一口氣，看著孩子略帶微笑的熟睡中的小臉，小玲覺得很溫暖。

她要寫下心裡所有的感動。

感謝可愛的群友們，當我找不到人傾訴的時候，你們願意一字一句地聽我訴說，幫我出主意，替我找原因。你們對我的文字的每一句回饋，都給了我莫大的鼓勵，讓我擁有了再次面對生活的勇氣。

今天背著孩子去醫院的路上，我甚至都有了放棄的念頭。生活的壓力、精神的壓力，壓得我幾乎無法呼吸。但現在，你們讓我的心情漸漸平靜了下來，讓我明白了走到今天這樣的境地，自己也有不對。當把責任都歸結到他人身上的時候，自己是最痛苦的，因為你無法改變，內心充滿怨恨。而當發現自己也有責任的時候，即便只有一點點，我也一下子釋然了。

但我此刻最大的感受是幸運。我有一個懂事而乖巧的女兒。剛剛她還在睡夢中叫「媽媽」。在她生病的時候，我是她最大的依靠。如果我都垮了，孩子又該怎樣面對生活中的困難呢？我應該給她做一個榜樣，她那麼善解人意，那麼愛我，我不能讓她對自己的媽媽失望。

小玲將飽含自己感激之情的文章發到了社群裡。夜已經很深了，但是依然有很多人默默地等著小玲的文章。當看到小玲重新樹立起生活的信心時，他們都鬆了一口氣。有人在社群裡給她發了一個大大的「擁抱」。

　　小玲的雙眼模糊了，她微笑著走到床前，輕輕地給了孩子一個吻，此刻的她內心充滿正能量。

　　以後我不會再讓自己這樣消沉了。

　　平復下來的小玲在文章裡寫下這樣一句話，然後接著梳理自己亂成一團麻的心情。

　　人是不能脫離感情而存在的。帶著孩子獨自在這裡生活，雖然是自己的決定，但這並不意味著要和所有人脫離關係。事實證明，我需要這樣的關係，也需要這種溫暖，雖然現實生活中很難遇到，但是網路拉近了有同樣愛好、同樣追求的人的距離。就比如我喜歡寫作，文字便成為我同這些溫暖的人傳遞情感的方式。

　　以後無論遇到什麼事情，遭遇什麼打擊，我都要及時將它們寫下來，不要給自己太大的心理壓力，同時也要多幫助社群裡的其他人。他們有的還很年輕，正對事業和未來感到迷茫；有的即將結婚，對未來充滿了期待和憧憬；有的正陷於家庭的矛盾中而苦惱不已；有的剛找到自己的目標，正在奮力拼搏。每個人都有每個人的狀態，或愉悅或低沉，但所有的情感都需要與人分享，這也是每個人生活下去的動力之一。

　　那麼從今天起，我要把這群與我興趣和理想都一致的朋友們當作我的好夥伴。人生難得遇到有默契的至交好友，積極地幫助和陪伴

他們，也享受他們的溫暖和陪伴。我相信，我一定會走出人生的低谷，生活一定會慢慢地好起來。他們也一定會愈來愈好。

　　寫完後，小玲發現社群裡已經回歸平靜，大家應該都去睡了。她把最後這部分文字發了出去，同時附上了這樣一句話。

　　願以後我的文字，不只是吐槽，也可以療癒你們。

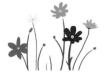

畫重點
一滴水在大海裡才不會乾涸

　　小玲是一個單親媽媽，她習慣用自己的堅強應對現實中的困難，直到她發現自己愈來愈累，幾乎耗盡了最後一絲力氣。

　　小玲需要療癒，除了自己微弱的力量，她還可以透過文字融入社群。一滴水只有在大海裡才不會乾涸，一個人也只有在集體裡才能獲得更多的溫暖。

　　小玲找到了一群志同道合的朋友，以文會友，以文字相互陪伴，她再次感受到了溫暖的力量。

寫作療癒練習 4

其實這並沒有什麼大不了的

　　所謂「當局者迷，旁觀者清」，你身邊有沒有深陷困擾的朋友？如果讓你寫一篇文章勸勸他，你會怎麼寫？

　　請以「其實這並沒有什麼大不了的」為主題寫一篇文章，要求列出朋友遇到的問題，設身處地地幫他分析，最終給出答案。透過這樣的換位思考，你也許就更了解如何尋求別人的幫助了。

寫作 OK 繃

1. 換位思考，想想他遇到的問題對他來說意味著什麼。
2. 不要用說教的語氣，而要真誠地幫他分析問題。
3. 不一定要直接給出建議，也可以引導他自己思考答案。

療癒
加油站
用寫作讓自己恢復平靜

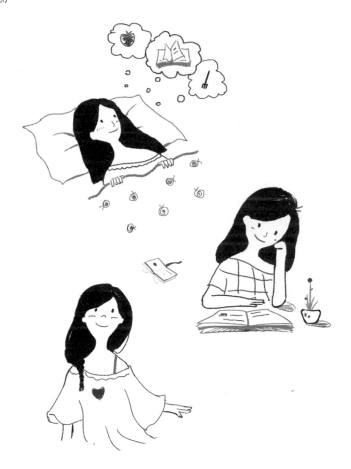

心理學小課堂

現代社會生活、工作的節奏很快，每個人或多或少都會面臨本章提到的知識焦慮、拖延症、不安全感、孤獨、缺乏自信等問題，這些問題會帶給人很大的壓力。那麼究竟什麼是壓力？外部刺激有哪些類型？我們要如何緩解壓力呢？

一、壓力的定義

在心理學中，壓力也稱緊迫，壓力的來源被稱為緊迫源。壓力可以描述為個體對某種外部刺激做出的適應性反應。例如，快考試了，有人說「我壓力很大」，這個人就是在用「壓力」這個詞說明自己的緊張狀態，那麼「壓力很大」實際上就是他對考試這件事做出的反應。

人的生活不會一帆風順，我們經常會遇到一些自己預料之外的突發事件。面對突發刺激時，人體內部（包括認知、思維、情緒、情感等）會產生一系列的連鎖反應。個體會不自覺地產生自我防禦並回饋給行為，以尋求適應或者改變。

二、外部刺激（緊迫源）的類型

人在緊迫狀態下會產生一系列生理和心理反應。心理反應包括情緒反應和行為反應。擔心、著急、焦慮、自卑和抑鬱都是情緒

反應，如焦慮就是緊迫狀態下最常見的情緒反應之一。

一般來說，常見的外部刺激主要有以下幾種。

1. 事件密集爆發

人的大腦就像一台高速運轉的機器，每個人在一定的時間內可以處理的事情是有限的。當大腦需要同時處理很多事情，而且這些事情看上去難度相當的時候，大腦會第一時間被任務所占據，而無法騰出空間去理順解決辦法，這就會造成思維延遲。思維延遲又會造成個體的情緒緊張，從而反過來再次影響思維，形成惡性循環。

2. 面臨困難

人都有趨利避害的本能。困難，對有的人來說是刺激的挑戰，但對更多的人來說是前行的障礙。人在遇到困難時，第一反應是逃避，這是一個生物體最正常的反應，是人和動物共有的機械本能。很多人在遇到困難時會選擇拖延，要克服這種心理，就要有強烈的目標感，要有追求和動力。

3. 突然發生超出承受能力的事件

如果需要處理的事情超出個人的承受能力，那麼這件事會給人帶來強烈的困擾，容易引起思維混亂，誘發焦慮等負面情緒。

4. 外部正向激勵缺失

人在任何環境下都需要一定的正向激勵去激發行動力，長期缺乏正向激勵會造成個體的自卑感。

三、為什麼寫作可以緩解壓力

個體能夠注意到外部刺激的威脅性，而且多數人在面臨威脅時都會試圖尋求改變，但很多人無法透過自身的能力消除這種外在威脅，只能任由它繼續存在而無能為力。

寫作是一種很好的調節方式。在寫作的過程中，人會先從負面情緒中跳出來，讓自己恢復平靜。情緒穩定後，大腦才可以恢復正常運轉，讓思維重新活躍起來，這樣才可以找到解決辦法，改變現狀。具體來說，寫作有以下三個作用。

（1）寫作可以增強抗壓能力。透過自我陳述，個體可以建立起與以往認知不同的思維體系，不斷透過文字給自己灌輸抗壓的信念，讓其成為一種潛意識。寫作可使個體的抗壓能力隨著意識的改變而改變。

（2）透過寫作羅列問題，個體可以建立化解衝突的合理程式，先透過自我反省來認識問題的本質，再評價自己的思想和行為正確與否，接著尋找不同的思維方式對衝突進行合理解釋。

（3）透過寫作，個體可以針對發生衝突的不同情境，提出不同的建議，同時及時對自我進行表揚和肯定。

　　我真的要瘋了，我失眠了，幾乎一晚上沒合眼，我努力想要睡著，可是愈這樣想愈睡不著。我這是怎麼了？為什麼我心裡這麼亂？難道我生病了嗎？（請接著寫下去）＿＿＿＿＿＿＿＿＿＿

＿＿＿＿＿＿＿＿＿＿＿＿＿＿＿＿＿＿＿＿＿＿＿＿＿＿＿

＿＿＿＿＿＿＿＿＿＿＿＿＿＿＿＿＿＿＿＿＿＿＿＿＿＿＿

＿＿＿＿＿＿＿＿＿＿＿＿＿＿＿＿＿＿＿＿＿＿＿＿＿＿＿

＿＿＿＿＿＿＿＿＿＿＿＿＿＿＿＿＿＿＿＿＿＿＿＿＿＿＿

＿＿＿＿＿＿＿＿＿＿＿＿＿＿＿＿＿＿＿＿＿＿＿＿＿＿＿

＿＿＿＿＿＿＿＿＿＿＿＿＿＿＿＿＿＿＿＿＿＿＿＿＿＿＿

＿＿＿＿＿＿＿＿＿＿＿＿＿＿＿＿＿＿＿＿＿＿＿＿＿＿＿

＿＿＿＿＿＿＿＿＿＿＿＿＿＿＿＿＿＿＿＿＿＿＿＿＿＿＿

＿＿＿＿＿＿＿＿＿＿＿＿＿＿＿＿＿＿＿＿＿＿＿＿＿＿＿

寫作提示

1. 煩亂解決不了問題，先讓自己平靜下來。
2. 壓力是表象，壓力背後一定存在某個問題，而問題的背後可能有更深層次的原因，這個原因只有你自己最清楚。
3. 不要著急做出判斷，先把問題說清楚，自然就會找到解決的辦法。

不是所有的寫作都叫寫作療癒。只有那些能讓你平靜下來的寫作、能讓你真誠地跟自己對話的寫作、能說明你解決問題的寫作、能讓你挖掘自己內心最深層想法的寫作才有療癒的效果。掌握了相應的寫作方法，你也就掌握了寫作療癒的方法。

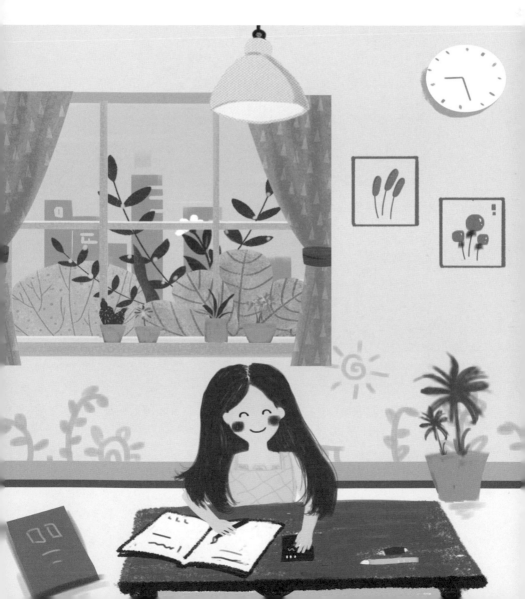

第三章

寫作療癒的
方法

寫作是一種行為，也是一種療癒方法。很多人熱愛寫
作，是因為寫作可以讓他們表達自己的所想所感，但這
只是寫作最初級的效用。掌握並靈活運用寫作療癒的方
法，不僅可以更快速地解決問題，還可以讓自己的身心
得到療癒。

第一節　用「我」的視角觀察問題

一、疲憊的小鞏

辭職創業以來，小鞏愈來愈覺得力不從心。她每天疲憊不堪，
甚至好幾次打起了退堂鼓。

「早知如此，當初還是應該老老實實上班！」小鞏一邊思索，
一邊打開筆記本，開始寫東西。

我覺得自己就像一個雙面演員，一面是勤儉持家的家庭主婦，

另一面是追求事業的女強人，真的很累。當初辭職創業時的意氣風發現在都去哪兒了？

其實，小鞏並不是因為一時衝動才辭職的，她早就想開一家屬於自己的蛋糕店，而恰好那個時候有一個位置極佳的商鋪出讓。小鞏厭煩了之前朝九晚五的工作，借著這個機會，她立即遞交了辭呈，全心全意地做起了蛋糕店的生意。

但小鞏的家人並不支持她，倒不是怕她做不下來，而是因為當時小鞏的兩個孩子年齡都還小，老公工作忙，家裡很多事情都需要她來處理。她如果去創業了，必然會顧此失彼。

小鞏一再保證等店鋪正常運營之後，就聘用店長來管理，自己會把精力更多地放在家庭上，這才勉強得到了家人的同意。

創業並不是靠一腔熱血就能達成目標的。剛開業幾個月，名氣還沒有打響，現在每個月收支勉強相抵。我雇用了一個蛋糕師和一個店員，已經沒有多餘的資金去雇用店長了，所以很多事情都需要我親力親為。我和店員輪流坐班，這比之前的工作還要累。但這件事已經做起來了，我必須要頂住所有的壓力，全力以赴地走下去。

可一回到家裡，再多的疲憊都要藏起來。自從創業後，孩子就完全交給保姆照看了，幾個月了，我愈來愈忙，根本無法抽身顧家。我是有些愧疚的，所以想盡力彌補孩子，但凡有一點兒時間，我都會用來陪伴孩子。前陣子兩個孩子同時生病，家裡的長輩因為不同意我辭職創業，都不願意過來幫我，我忙得焦頭爛額，店裡收支平衡的狀態也變成了虧損狀態。

一邊是事業，一邊是家庭，它們就像兩隻大手同時在我的兩側用力拉扯，我來回切換，到最後，連自己都不認識自己了！

小鞏寫字的手愈來愈重，寫最後一個感嘆號時直接劃破了紙張。一股火氣湧上來，她再也控制不住，把筆遠遠地甩了出去。

二、「我」的感受，是最真實的感受

「我這是怎麼了？」小鞏問自己。創業本來是想讓生活變得更美好，怎麼現在卻走向了另一個方向？除了疲憊，還有什麼樣的感受？冷靜下來的小鞏拾起地上的筆，接著寫日記。

我有什麼樣的感受？我最大的感受就是累。每天在家庭和店鋪之間奔波，分身乏術。我好想放棄，但放棄家庭是不可能的，那就只能放棄事業了。可事業是我一直以來的夢想，這才開始幾個月就放棄，我真的很不甘心。不放棄，我又覺得自己在孤軍奮戰，兩邊都沒有人支持我、幫助我，沒有人與我並肩作戰。所有事都是自己硬著頭皮上，而且沒有退路。

一想到自己在孤軍奮戰，我就感到傷心和憤怒。家庭又不是我一個人的家庭，為什麼所有事都要我來承擔？事業上我需要有人替我分憂，做我的後盾，可是家人們都不理解我，他們都等著我失敗後回歸家庭，老老實實做一個家庭主婦。家裡也沒有人幫我，老公經常出差，一點都指望不上。

其他感受呢？對了，我還很迷茫。其實我現在真的有些動搖了，是不是我當初做的這個決定是錯誤的？老公之前跟我說過，做生意需要合適的時機，讓我晚幾年再考慮，事實證明，現在的時機真的不太好。我不知道後面的路應該怎麼走，目前只能撐一天算一天。我完全失去了動力和方向。

其實還有深深的焦慮。為了這家店，我投入了這幾年所有的積

蓄，一旦失敗退場，資金就全部付諸流水。這樣的危機感壓得我一刻都不敢放鬆。家裡的長輩因為我疏於照顧孩子，對我已頗有微詞。在他們面前，我底氣全無。這幾個月是我這些年以來最焦慮的一段時間⋯⋯。

小鞏一點一點地梳理著自己的感受。雖然勞累、憤怒、迷茫、焦慮，但她發現，當把這幾點寫出來以後，心情似乎就沒有那麼沉重了。

三、「我」的問題，就是現在面臨的所有問題

在我的這些感受裡面，到底隱藏著什麼問題呢？

小鞏將筆記本翻了一頁，晃了晃手腕，繼續透過寫作找尋答案。

累，是因為需要做的事情太多，而精力有限。無論是店鋪這邊還是孩子那邊，都需要我花費很多時間，但無論哪一邊我都脫不開身。回過頭想一想，當時盤下店鋪是有些衝動，對於蛋糕店如何運營、如何管理，資金如何分配，我一概不知，只是憑著一腔熱情去做，並沒有做好充分的準備。老公當時的勸阻也並不是沒有道理的，如果我能將準備工作做足，可能步入正軌的時間就會大大縮短，我現在也不會這麼吃力。

家人的不支持讓我感到失望和難過。他們採取的方式固然不對，但我自己有沒有問題呢？似乎我自己的問題也不少。因為太想證明自己，所以我什麼事都自己去扛，遇到困難不敢也不願和家人說，怕他們否定我、笑話我。我很少和他們溝通，做的很多決定都沒有和他們商議，就像老公說的，我總是一意孤行。我認為沒有人理解我，

現在想想，沒有合理的溝通，哪有貼心的理解呢？

那我到底應不應該放棄呢？對此我心裡其實是有一個明確的答案的，那就是堅持下去。放棄，損失的不僅是錢，還有自己長久以來的希望。如果這次失敗了，或許以後我再也沒有這樣的機會了，我只能繼續找一份清閒的工作，或者專心做一個家庭主婦。

至於焦慮，只要解決了前面的問題，焦慮自然會消失。如果事情向好的方向發展，那時就只有喜悅，而不會有焦慮了。

小鞏愈寫愈快，她感到如釋重負。雖然寫久了頸部有些疼，但小鞏還是決定一鼓作氣寫完這篇文章。

知道了問題在哪裡，下一步我要怎麼做呢？

小鞏在新的一頁寫下這樣一行字。

針對自己準備不充分的問題，我需要學習店鋪運營的知識。一方面，我可以向身邊的人請教，虛心學習他人運營店鋪的經驗；另一方面，我可以在網上購買課程，學習自己所欠缺的知識。對了，我的青梅竹馬楊洋也開了一家店，離我的店不遠，雖然他的店不是蛋糕店，但店鋪運營的方法都是相通的，我先和他聯繫一下，看能不能到實地學習一下。

今天晚上，我要和老公認真溝通一下所有的問題，把我的處境、想法和困擾都和他說說。希望我們的關係能緩和，希望我能得到他的支持，進而得到家裡長輩的支持。

還有，我要給自己設定一個期限。三個月內，如果蛋糕店的生意還不能好轉，我將回歸家庭；如果形勢逐漸好轉，我打算聘請能幹的店長，讓自己從中抽身。在這三個月內，我盡力和長輩進行想法上的溝通，讓他們暫時代替我照顧孩子。

　　當然，還有一點是必不可少的，那就是改變心態，我要將悲觀的念頭徹底丟掉。

　　小鞏用力捏了一下握在手裡的筆，她接著寫道。

　　透過寫日記，我發現了很多隱藏的問題，如果不這樣理清思路，我可能還找不到解決的辦法。

　　人無法在兩個地方同時投入全部的精力，而我之所以遇到這些問題，並不是因為我能力不足，而是因為我沒做好準備、沒調整好自己的心態，以及沒獲取家人最大程度的支持。但我相信，接下來，只要我認真地思考，努力改變，未來一定會好起來。

　　合上筆記本，小鞏緊鎖的眉頭終於舒展開來。她拿起手機撥了一串號碼，那邊很快就接通了，小鞏誠懇地對著電話說：「楊洋，我來拜師了……」

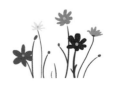

畫重點

寫作療癒方法1——學會用「我」開頭

....

　　為什麼小羣會感覺很累？因為之前她把所有的注意力都放在「事情」上面。她發現事情很難，她發現自己無能為力，她發現所有人都反對她，這些問題和壓力都落在她身上，所以她感覺很累。在忙亂中，她忽略了自我：「我」面對的問題到底是什麼？「我」的感受是什麼？「我」自己的目標和想法又是什麼？當把注意力重新拉回到「自我」時，她找到了解決問題的辦法。

　　有時候困難之所以讓我們感到疲憊，是因為我們自覺地把它們當成了假想敵，當你真正想清楚外界的這些東西對你的意義，你就會有所取捨，從而做出更理性的決策。只需要用「我」開頭——也就是使用第一人稱，透過寫作回歸自我，寫作就能發揮其療癒的作用。

寫作療癒練習 5

寫出你所經歷的喜怒哀樂

日記看起來記的是「事」，但其實很多時候記的是心情。請以「我的喜怒哀樂」為主題寫一篇日記，記錄你最近經歷的令你產生各種情緒的事情。在寫日記的過程中，再一次體會你經歷這些事情時的感受。

寫作 OK 繃

1. 用第一人稱「我」，寫出自己最明顯、最強烈的情感。
2. 寫出其他負面感受，並分析是什麼使「我」產生這樣的感受。
3. 用第一人稱「我」來分析自己在整個事件中存在哪些不足之處。
4. 從觀察者的角度為「我」設計解決方案。

第二節 用「你」的口氣和自己對話

一、罵自己的雪菲

你真是個笨蛋！

雪菲在文章開頭寫下了這樣一行字。

她前不久面臨一個兩難的選擇，有兩條方向不同的職業道路擺在她面前讓她選擇，她猶豫不決，最終都錯過了。雪菲捶了一下桌子，繼續寫道：

你現在的工作是銷售，你一直在考慮換工作，上個月投了一份簡歷，想轉行做文案。事情進展得很順利，已經到了複試階段，你很開心。可是沒想到，這時候人事經理突然找你談話，說要提拔你做部門經理，你本來很堅定要跳槽，這一下變得猶豫不決。銷售不是你最喜歡的工作，已經做了幾年了，你覺得很累，想轉行，但是晉升的機會很難得，部門經理的薪水也會上升一個等級。可文案是你喜歡的工作，因為沒有相關工作經驗，你能走到複試階段很不容易。但是去做文案工作就得從最基礎的崗位做起，薪水也會比現在少，能發展到哪一步也是未知數……。

你真的很糾結，那幾天問遍了周圍的所有人，可是每個人最後的建議都是看你自己的意願。

人事經理要你做好就任準備，那邊面試的公司通知你準備好相關材料。你左右為難，茶不思飯不想，結果複試時你的狀態非常差，最後與文案工作失之交臂。而公司這邊，人事經理看你猶豫不決，鄭

重其事地找你談了一次話，說需要再考察一段時間，延期就任。

這樣的結果不是你想要的啊！本來是兩件好事，最後卻一事無成。你真的太沒用了！

寫到這裡，雪菲罵出了聲：「你真是太沒用了！兩個這麼好的機會，你卻一個也沒把握住。」

二、「你」到底是怎麼回事

已經到了吃晚飯的時間，可雪菲一點兒都不餓，她沒有心情吃東西。她想知道為什麼自己明明拿了一手好牌，卻打得這麼爛。於是她繼續在文章裡尋找答案。

你到底是怎麼回事？

她寫下一個大大的問號。

明明是兩件好事，為什麼會落到現在這個地步呢？你是選擇困難，還是處事能力差？

好像一直以來，你並沒有選擇困難的問題，無論是購買物品還是做出決定，向來可以做到當機立斷，那為什麼這一次如此猶豫呢？

是啊，為什麼呢？這應該不是自己的性格問題，那是什麼原因呢？雪菲一邊想一邊寫。

在銷售崗位上工作了這麼久，隨著年紀的增長，你愈來愈吃不消。無論是談業務還是加班，你在精力上已無法和現在的年輕人抗衡，特別是結婚後還需要照顧孩子和家庭。你有更換工作的念頭已經很久了，只是因為不知道選擇什麼方向而遲遲沒有行動。

最近半年，因為朋友的關係，你接觸到一些文案工作，發現自

己對這份工作有著濃厚的興趣，於是你自學了一段時間的文案課程，希望可以轉行。投了幾個月的簡歷，你終於得到了回饋並且順利透過了初試。雖然不知道能否勝任這份工作，但得知初試透過的時候，你的確很受鼓舞。

可是沒想到，在這個關鍵的時候公司要提拔你。雖然你並不喜歡銷售工作，但是升職加薪的確挺誘人的，職位晉升還是小事，關鍵是每個月的薪水也會多起來……。

寫到薪水，雪菲突然有了很強烈的傾訴欲。自從家裡多了一個孩子，家庭支出日漸增多，雪菲和她的老公經常感覺錢不夠用。她決定先把心裡的這些話寫出來。

知道你為什麼糾結了，說白了，還是因為錢。關於孩子的各項支出占了家庭支出的一大部分，如果做了部門經理，薪水會翻一倍，還會有相應的績效獎金，這樣能大大緩解家庭的資金困難。如果去做文案工作，要從新人做起，這幾年的銷售工作經驗等於都丟掉了，而且剛開始做文案工作，薪水會很低，這對你和你的家庭來說，都是一個不得不面對的問題。

所以你猶豫，主要還是因為對未來沒有安全感！

寫下這樣一句結論，像是打通了雪菲心裡的一堵牆，她一下子明白了，自己之所以猶豫，其實是因為被收入絆住了手腳。

三、「你」對這個問題怎麼看

興趣和收入的矛盾，就像理想和現實的矛盾，這才是問題的根本所在。

雪菲接著上面的結論繼續寫。雖然明白了問題出在哪，但是雪

菲又有了新的困惑：當理想和現實發生衝突時，應該選擇哪一邊呢？

選擇理想，就要降低生活品質，且未來也並不明朗，能否在理想的道路上達到目標，這是很難預測的一件事；選擇收入，目前看起來這是很穩妥的一個選擇，在這條路上走下去，不會有太大的風險，家庭會更加穩固，但這會違背你內心的追求。這真的是一個大矛盾啊！

你必須拿個主意。

雪菲在進行利弊分析後，再一次逼問自己。

怎麼辦？先不要理會現實問題，就問你的內心，你怎麼看？

她接著寫。

在你心裡，你應該是傾向於選擇理想的。因為當收到文案工作的拒絕通知後，你沮喪了好幾天，對人事經理提醒你趕快做就任準備的事都心不在焉。而對於錯失部門經理這個職位，雖然遺憾，但你並沒有太強的失落感。由此可見，你對自己的興趣和理想更加看重。

既然是這樣，那你就不應該再糾結於收入問題。如果真的害怕家庭資金周轉困難，那麼你從現在起就應當做好轉行的準備，爭取家人的支持。轉行後，你要拼盡全力，努力做好文案工作，爭取以最快的速度成為熟手，積累經驗，為自己升職加薪打下堅實的基礎，而不是還沒開始就信心不足。

所以，你現在就不要再猶豫了，立刻做好下一步的計畫，穩紮穩打地朝著理想前進吧。

雪菲緊鎖的眉頭終於舒展開來，她捏了捏自己僵硬的臉，露出

了久違的微笑。

心情舒暢了，雪菲的思路也變得無比清晰。只要做出了最終的選擇，後面的安排就順理成章了。雪菲繼續在文章裡跟自己對話。

你下一步要怎麼辦？

做出這個決定後，一切似乎都變得清晰了，未來好像也沒有那麼可怕了。你甚至覺得，面對這份不熟悉的工作，也能信心十足。

那麼接下來，你首先要爭取家人的支持，並做好資金保障工作。在離職前的這段時間，你要提高業績，多拿績效獎金，增加整體收入，同時規劃好支出，有計劃地賺錢。

其次，你要進一步加強文案方面的知識積累，多向有經驗的人學習。如果有機會，你可以接一些文案方面的兼職工作，鍛鍊自己的實戰能力，在工作之餘，為自己增加轉行的籌碼。

再次，你要對現有工作負責。一旦做好準備，你就要提前和現在的主管溝通，提前一個月遞交辭職申請，為公司留出調配人手的時間。同時，這樣做也是破釜沉舟，不讓自己有退路，辭了工作，自己就只能勇往直前了。

最後，一旦選擇了文案這份工作，你就不要再瞻前顧後，更無須後悔。做自己喜歡的工作是最幸福的事，相信未來你一定會在這條路上愈走愈遠……。

　　寫下最後這串省略號，雪菲的思緒彷彿也跟著文章所描繪的前景愈飄愈遠。關上電腦，雪菲為自己做了一頓豐盛的晚餐，算是犒勞自己。不過，她最想感謝的，是自己和自己的這場文字對話，這場對話不僅讓她從情緒低谷走了出來，還讓她前行的路變得更加光明。

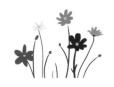

畫重點

寫作療癒方法2——學會把自己當成旁觀者

....

　　明明一手好牌，卻被自己打得稀爛，雪菲也不知道問題到底出在哪裡，她只能一遍遍地問自己：「你到底怎麼了？」

　　用「你」來開頭的寫作方式叫第二人稱寫作，它天然地帶有一種盤問和探尋的意味。從這種旁觀者的視角出發，雪菲可以很客觀地幫自己分析：糾結的背後到底是什麼在作祟？

　　「你為什麼對銷售工作提不起熱情？」、「你為什麼對文案工作心懷希望？」當雪菲開始用「你」字開頭的句子問自己時，她就自動進入了寫作療癒的模式——她聽到了自己內心的聲音，進一步明確了自己的目標，也制訂了具體的計畫。當一切都清晰地擺在眼前時，理想就不再遙不可及，而變成了可以一步步落實的「小目標」。

寫作療癒練習 6

最近你過得怎麼樣

　　我們思考問題和寫作的時候通常用的是第一人稱，想的和說的都是「我」如何如何，其實如果換個角度，換成「你」如何如何，可能我們看問題的方式就會不一樣。請以「最近你過得怎麼樣」為主題寫一篇文章，跟自己談談心，把心裡話寫出來。

寫作 OK 繃

1. 用第二人稱指出「你」到底面臨著什麼樣的困境。
2. 幫助「你」分析困境產生的原因。
3. 把自己當成一個旁觀者，和「你」一起正視問題，幫助「你」做出選擇。
4. 為「你」要走的下一步做出設計和安排。

第三節　自問自答，做自己的人生導師

一、鑽牛角尖的如夢

如夢極度失望，因為她發現，當初自己那麼癡迷的人，結婚後竟然完全變了個樣子。她沒有心思工作，乾脆在文章中把老公的缺點一一列出來。

婚前，我們下了班就約會，回到家中也不忘聊天，每晚聊到深夜還捨不得睡。婚後，下了班回到家，他就只知道橫臥在沙發上喊累，晚上聊天的次數也愈來愈少，更多的時候是各自捧著手機，要嘛就是早早睡覺。

婚前沒有發現他有多缺乏耐心，現在才發現，很多事情都不能指望他。有一次我們商量去周邊自駕遊，提前做規劃的時候，還沒說幾句話，他就藉口太忙，把事情丟給我讓我自己做決定。這點耐心都沒有，其他事情更不用想了。

對了，結婚前他跟我說他能做一手好菜，可是結婚後才發現，他只會做簡單的蛋炒飯，其他的從來沒做過。

婚前他溫柔體貼，婚後卻滿不在乎。原來我有點不舒服，他就會噓寒問暖，現在只會讓我多喝熱水。我發簡訊給他，他有時候回都不回；我打電話給他，更會招來他的埋怨。

現在我們一整天都說不了幾句話，他愈來愈不愛理我，總是怪我無理取鬧，還反過來問我怎麼變成這樣了。我感覺我們的關係已經降至冰點，或許只差壓垮婚姻的最後一根稻草了。

如夢愈寫愈覺得悲哀。自己找的人，怎麼會是這個樣子？自己的婚姻，怎麼落到了這樣的地步？難道真的無藥可救了嗎？如夢心有不甘，此刻的她被一種絕望的情緒包圍著。

二、環環相扣的自我提問

我和閨蜜傾訴，她只回了我兩句話，她說我在鑽牛角尖，還說像戀愛一樣的婚姻是不存在的。

如夢的眼淚在眼眶裡打轉，她揉了揉眼睛，接著寫。

但問題總要解決。既然沒有人能回答我，那我自己來回答自己好了。

如夢決定依靠自己的力量，為解決問題尋求一個突破口。

都有哪些問題需要找到答案呢？

這是如夢寫下的第一個問題。她略微思考了一下，把能想到的都寫了下來。

- 老公變了，原因是什麼？
- 我不能接受現在的生活，原因又是什麼？
- 婚姻到底應該是什麼樣子的？
- 我現在不開心的原因到底是什麼？
- 這段婚姻還有沒有往好的方向轉變的可能？

如夢一口氣列出了五個問題，這些問題都是她認為必須要找到答案的。但是如夢看著這五個問題，依然有些迷茫。她仔細思考著每一個問題，逐一細化分解，並繼續在文章中提問。

．老公婚前婚後表現不一致，是主觀因素還是客觀因素導致的？他的本性不會改變，那麼是什麼造成他前後轉變這麼大，是他自己的問題，還是跟我有關？

．我不能接受他對我熱情驟減，這不是我想像中婚姻的樣子，那我心中期待的婚姻是什麼樣子？

．婚姻和戀愛，到底有什麼區別？雙方在相處時需要注意哪些問題？

．我現在負面情緒的產生，到底是因為老公的轉變，還是因為結婚前後的落差帶來的失落感？

．我們兩個人，誰需要改變？我應當如何和他溝通？

．寫了這麼多，其實我明白，我並不是想結束這段婚姻，我相信我們的關係可以變好，那怎樣才能變好？我又應該從哪裡做起？

隨著問題愈問愈細，如夢的思路漸漸清晰起來。當寫到「我並不是想結束這段婚姻」時，雖然還沒找到所有問題的答案，但她已經知道問題的癥結在哪兒了。雖然她很失望、很不滿，但她更希望改變現狀，讓目前不完美的夫妻關係得到改善。

三、勢如破竹的療癒問題清單

如夢帶著這樣的希望接著寫。

我想讓我們的關係變好，那我需要做些什麼呢？

她繼續列問題清單，這次的清單更接近核心問題。

・　了解自己和老公對婚姻的期望，兩者的共同點是什麼？不同點是什麼？

・　他對我們的婚姻現狀有什麼想法？

・　我在婚姻中有沒有過錯？存在哪些問題？

・　下一步，我如何才能做到和老公有效地溝通？

・　未來的我們應該怎麼做，怎麼維護這段婚姻？

雖然又列出了五個問題，但如夢覺得自己快要找到答案了。她長長地舒了一口氣，內心也更加篤定。其實自己一直糾結於老公的轉變，但問題的根源是兩個人都沒有好好審視婚姻關係，沒有達成一致的意見，缺乏有效的溝通。

如夢把自己這一刻的真實感受都寫了下來。

我連他有些什麼想法都不清楚——我不知道他怎麼看待我們的關係，怎麼看待現在的生活狀態，對我有沒有意見和不滿。我都沒有走進他的內心，還有什麼資格去埋怨他呢？

寫完這些，如夢感覺整個人都輕鬆了很多，之前困擾自己的問題好像也漸漸有了答案。

既然要行動起來，就要從自己做起，主動邁出第一步。

問了自己這麼多問題，如夢知道，現在到了作答的時候了。她在文章的最後一部分寫下了給自己的建議。

問題其實並不難解決，但我一定要主動邁出第一步。

首先，我應當仔細尋找在婚姻中自己做得不對或不好的地方。我現在能想到的，有這樣幾點。

（1）我希望兩個人能夠像戀愛的時候那樣時時刻刻待在一起，但在婚姻中，兩個人既要相互陪伴，也要有各自獨立的空間。有時候，我只考慮自己的感受，並沒有站在他的角度想一想他需要什麼。

（2）我總說他不跟我溝通，其實不溝通不是他一個人的錯，我也經常因為想玩手機而懶得和他說話。後來出了問題，我也不願意跟他交流，只是一個人生悶氣。

（3）說到底，我太過依賴他。婚前他對我照顧得太周到，導致很多事情我都希望他能幫我做主，可以替我分擔。我應該變得更加獨立，也應該對他多加照顧。

既然無法改變別人，那不如先從自己身上找原因。順著這個思路，如夢不再鑽牛角尖，她找到了解決問題的辦法。

婚姻是兩個人的事。他固然有他的問題，但我應該從自己做起，先邁出這一步。我應該主動和他溝通，不應該耍脾氣，更不應該指責他。兩個人應當心平氣和地談問題，這樣既避免了爭吵，也有助於問題的解決。我想好了，今天晚上我就和他談談。

（1）先主動承認自己的錯誤，拿出誠意。

（2）告訴他自己想改變現狀，希望兩個人的婚姻關係變得更好。我們倆還是有感情基礎的，一定能愈過愈好。

（3）找時間約他去一個環境好的地方，在溫馨浪漫的環境中，回憶一下戀愛時的美好，有助於修補我們的關係。

寫到這裡，如夢已經想像出約會的場景了。她有些欣喜，好像

自己又變成了那個18歲的少女。

　　她看了看錶，剛好快到下班的時間了。擇日不如撞日，還等什麼，今天就是最好的日子。她拿起手機，找到老公的號碼，剛要撥電話，忽然想到了什麼，於是她打開微信，給老公發了一條消息。

　　你現在忙嗎？如果不忙，我想約你晚上一起吃飯；如果忙，不用著急回覆我，不要緊，我會等你。

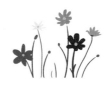

畫重點

寫作療癒方法3——自問自答，自我療癒

．．

　　如夢感到失望是因為她鑽了牛角尖，她認定自己的老公變了，尤其是透過婚前、婚後的對比，她更加確信自己的判斷是對的。

　　但如果把這個問題考慮得細一些：到底老公哪些地方變了？為什麼變了？「我」的期待是什麼樣的呢？到底「我們」應該保持什麼樣的狀態？當如夢這樣問自己的時候，她突然發現，事情並不像她想像的那樣。

　　這種自問自答的寫作方法是寫作療癒的一種，它能讓人快速找到問題的答案，而且自問自答更容易觸及問題的核心。

　　透過這種方法，如夢最終找到了問題的答案，也邁出了與老公和解的第一步。

　　當然，她首先做到的，是與自己「和解」。

寫作療癒練習 7

製作一份「我的問題清單」

在生活中，我們每個人都會遇到很多問題，這些問題就像一座冰山，有的處在水面之上，是我們看得見並且必須馬上解決的，如怎麼把專業課學好，如何通過面試，等等；還有一些處在水面之下，看不見也不需要立即解決，但這些問題會影響我們的狀態，如「我」到底期待什麼樣的婚姻，「我」應該選擇什麼樣的職業，等等。

試著製作一份「我的問題清單」，找出水面之下的問題，然後嘗試自己回答。像案例中的如夢那樣，把每個問題都往下深挖一層，你會更容易找到答案。

寫作 OK 繃

1. 先說問題，注意提問時自己情緒的變化，想想自己最在意什麼。
2. 對每一個問題，不要急於找出答案，先把問題向下拆解一層，想想問題的核心是什麼。
3. 一直拆解到你能把問題想明白為止，寫下你的思考過程。
4. 如果可以，在思考的基礎上找出問題的答案。

第四節　內心的「小孩」，可以一直陪你到老

一、噩夢纏身的娟子

「不要！」隨著一聲驚呼，娟子猛地從床上坐起來。

她受到了驚嚇，大口喘著氣。房間裡一片黑暗，娟子趕緊打開床邊的檯燈，柔和的燈光讓她從噩夢中回到了現實。

夢裡發生的事情無比真實。同樣的夢境經常在她感到疲憊或者勞累的時候出現，尤其是最近，媽媽的突然出現更是把她的生活弄得一團糟。

她洗了把臉，來到書桌前。反正睡不著了，不如打開電腦寫篇文章。她要把內心的恐懼寫出來，這樣也許心裡能好受一點。

我又夢到她了，夢到她狠心離去的背影，夢到自己孤零零地站在空曠的院子中間。那可怕的孤獨感和恐懼感圍繞著我，我怎麼都逃不出來。

我在一個充滿暴力的家庭中長大。

寫到這裡，娟子的眼眶濕潤了，她用衛生紙擦了擦眼淚，接著寫。

爸爸很愛喝酒，不喝酒的時候對我和媽媽還不錯，喝了酒以後就彷彿變了一個人。他會把他的委屈、不甘、憤怒都發洩在我和媽媽的身上。後來，爸爸去世了，我和媽媽相依為命。雖然沒有爸爸了，但那段日子是我最快樂的一段時光。可是沒過多久，媽媽就狠心離開了我，她把我丟到老家後就消失了。我成了一個孤兒。

回憶讓娟子再一次痛苦不堪，她彷彿又回到了過去──那一

天，她看著媽媽離去的背影，撕心裂肺地哭喊，可是媽媽沒有回頭。

　　上周，突然有個女人出現在我面前，告訴我她是我的媽媽，想跟我相認。這是多麼可笑的一件事！小時候，她把我丟下，現在我不需要她了，她卻回來了。她回來做什麼？我不需要她，我沒有媽媽！！！

　　重重地打出三個感嘆號，娟子抱住頭，大聲地哭了起來。

二、用對話解開心結

　　「叮咚。」手機響起資訊的提示音。這麼晚了，會是誰？娟子打開手機，一大段文字映入眼簾——那個自稱是她媽媽的人在跟她傾訴這些年來對她的思念。

　　娟子看完後默默地將手機關機。她感受不到母女相認的喜悅，只覺得很空虛。她緩了緩，繼續寫文章，她想在文字裡尋找安慰。

　　無論她怎麼解釋，我都無法原諒她。如果不是遠房親戚收留我，或許我早就不在人世了。她離開我的時候，根本就沒有考慮過我，我為什麼要原諒她？

　　娟子的內心湧起一股恨意，她緊緊地咬住嘴唇。

　　我能健康長大，有目前這種生活品質，一方面是因為我沒有自暴自棄，另一方面是因為我一路上遇到了很多好心人。如果要感恩，我需要感恩的是這些好心人。

　　可是她明明已經走了，為什麼還要回來？我一直在告訴自己，我是一個沒有媽媽的孩子，我不需要媽媽，我已經讓自己接受了這個現實，可是她為什麼還要回來？

　　娟子在文章中不停地問自己。她知道，雖然她充滿怨恨，但這

個女人的出現已經徹底攪亂了自己平靜的生活，她沒有辦法當這個人不存在。

我應該怎麼辦？

這麼多年來，除了媽媽離開的那一天，這是娟子第一次感到深深的無助。她的文字裡充滿了困惑。

我要不要接受她？我真的不知道該怎麼辦。我沒有和任何人說起這件事，我知道，別人也幫不了我，接受還是不接受她，最終還是要靠我自己來決定。

痛苦、壓抑、糾結，這些負面情緒混雜在一起。深夜，娟子控制不住自己的情緒，淚水再次流了下來。

三、去童年回憶裡找答案

哭過以後，娟子感覺舒服一些了，之前的噩夢帶來的恐懼感也漸漸消散。娟子打開抽屜，翻出小時候和媽媽的合影，她摩挲著照片中媽媽的臉龐。這一刻，她很想弄明白一個問題：為什麼自己這麼恨她？

我恨她在我最需要她的時候狠心地離開我。我本以為我們會永遠在一起，相依為命。我甚至都想到，等我長大以後，我一定會好好照顧她，讓她幸福。可是這一切還沒有開始就結束了。我以為媽媽的愛會讓我幸福，可是她的離開讓我到現在都還在疑惑，我到底有沒有得到過媽媽的愛？她到底愛不愛我？

「愛」？寫到這個字，娟子發現，原來自己所謂的「恨」，並不是因為媽媽的離去，而是因為自己不確定媽媽是否愛自己。娟子低頭看了看照片，接著尋找答案。

她愛不愛我呢？小時候我非常害怕爸爸回家，特別是他拎著酒瓶子回家，往往在那個時候，都有一場暴風雨等待著我和媽媽。每一次爸爸發脾氣打人，媽媽都會讓我躲在她的身後，在媽媽的保護下，我很少受到傷害，但是媽媽的身上經常傷痕累累。第二天，媽媽照常給我做飯，送我上學。她經常跟我說：「你是我最大的幸福。」

小時候每一次過生日，她都會送給我心儀的禮物。過年的時候，她給我穿上新衣服，帶我去照相館照相。後來爸爸去世了，我們的生活平靜了下來。對了，我想起來了，媽媽在那個時候似乎隔一段時間就會跟我說：「孩子，無論發生什麼事，你都要記得，媽媽永遠愛你。」

今天晚上寫了這麼多，寫著寫著我才明白，我雖然怨恨她離我而去，但我更在乎的其實是她是不是真的愛我。我現在找到了答案——媽媽是愛我的。她的每一句話、每一個動作，都表明了她愛我。她當初離我而去，一定有一些迫不得已的原因。她這些年一定飽受思念的折磨，我應該原諒她。

娟子感覺自己已經隨著文字飛回了媽媽的懷抱，童年回憶裡和媽媽共度的時光像一團火，漸漸融化了她心裡的冰雪。夢裡那種絕望的孤獨感也不復存在了。原來，答案都在回憶裡。

事情已經過去了幾十年了，媽媽也變成了一個老人。過去的，就讓它過去吧！

寫下最後一個感嘆號，娟子打開了手機，手機「叮咚叮咚」地跳出來很多資訊，全是媽媽的留言——有對過去的回憶，有請求原諒的話語，也有對過去不辭而別的懺悔。

娟子想到那天看見媽媽，她原本身姿挺拔，現在變得老態龍

鍾，臉上也爬滿了皺紋。娟子當時就感到一陣心酸，現在想通了，她突然感到很心疼，媽媽這些年過得怎麼樣？她到底經歷了什麼？

寫完這篇文章後，我要先給媽媽回一條訊息。我們應該坐下來談一談。我已經不再恨她了，但是我還是想知道，當初到底發生了什麼事，她為什麼會拋下我。這是我的心結，我需要她說明我解開。

無論媽媽給我怎樣的答案，我都會接受，因為無論是什麼原因，事情既然已經過去了，現在再糾結對錯，沒有絲毫意義。我還需要知道現在發生了什麼事，為什麼她會突然來找我。

弄明白這兩件事後，我可以把媽媽安置到我的家裡。如果她不願意，我就給她租房子住。在以後的日子裡，我要和她多溝通，重新培養感情。有生之年還能享受到母女親情，還有什麼是比這更難得、更幸福的事情呢？

寫下這些文字的時候，娟子感覺自己又變成了一個孩子，她重新回到了童年，找回了童年的那些溫情。過去，她的心裡只有怨恨，每一次回憶過去都讓她很痛苦；現在，經過這件事，她釋然了，心裡的一塊石頭也落了地。愛真的很偉大，愛的能量比恨大了不知道多少倍。

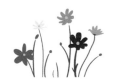

寫作療癒方法4——跟過去和解

　　童年的經歷在娟子心理留下了陰影，雖然她長大了，但這個陰影一直揮之不去。媽媽的再次出現，勾起了她痛苦的回憶。

　　娟子必須借助文字回到童年，真正了解當時的情況，才能理解媽媽，進而寬恕傷害過她但與她血濃於水的媽媽。愛是唯一的救贖，只有寬恕了媽媽，她才能給自己鬆綁，才能徹底從童年的陰影裡走出來。

　　療癒內心的「小孩」是寫作療癒的深層方法，也是徹底解決內在問題的好方法。回到童年找答案，跟過去的自己和解，只有這樣，我們才能一身輕鬆地面對現在的生活。

寫作療癒練習 8

寫一篇以「我的媽媽」為題的命題作文

　　如果要寫一個除自己之外的人，大部分人可能都會寫自己的媽媽。媽媽把我們帶到這個世界，養育我們，媽媽可能是對我們影響最大的人。你跟你的媽媽有什麼故事？提到「媽媽」二字，你會有什麼感受？請以「我的媽媽」為題寫一篇作文，寫一寫這個重要的人。

寫作 OK 繃

1. 每個人的感情都是複雜的，你對媽媽的感情是什麼樣的？請寫出來。

2. 少用形容詞，多寫具體的故事，愈具體愈好。

3. 寫的時候，不要急於下結論，把故事寫清楚，也把自己的感受寫清楚。

4. 寫的時候，用第一人稱跟媽媽對話，這種角度更直接。

療癒
加油站

如何正確地給自己做心理諮商

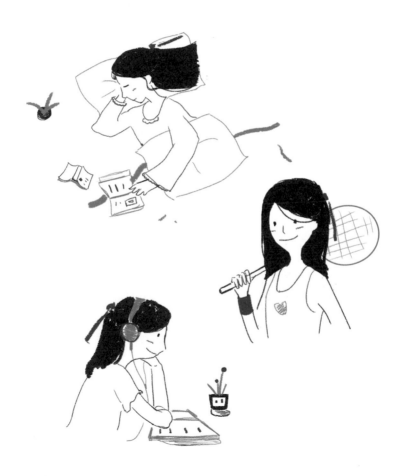

心理學小課堂

一、什麼是心理諮商？心理諮商應該如何做

心理諮商是指運用心理學的方法，為來訪者提供心理援助的過程。

來訪者就自身存在的心理不適或心理障礙，透過語言或者文字向諮商者進行傾訴、詢問和商討。雙方一起分析癥結、找出原因，進而找到解決問題的辦法。在諮商者的引導下，來訪者可以恢復心理平衡，增進身心健康。

心理諮商的過程一般分為三個步驟：首先，透過讓來訪者回答問題和搜集來訪者的相關資料，全面了解資訊；其次，和來訪者探討問題，挖掘問題的根源；最後，採取行動、解決問題。

實際上，任何一個心理諮商的過程（精神治療除外），都不是諮商者單純地給予來訪者建議的過程，其本質都是諮商者引導來訪者進行自我探究的過程，也是諮商者引導來訪者主動進行自我發現、自我救助的過程。問題的最終解決，也是靠來訪者的自我心理調節和自我糾正實現的。在這個過程中，諮商者起到的是引導和疏通的作用。

二、如何透過自我諮商解決實際問題

諮商者的角色是否可以由自己來扮演呢？當然是可以的。

　　本章的四個故事給大家展示了四種更加靈活的自我諮商方法，即用第一人稱「我」來寫作、用第二人稱「你」來寫作、用自問自答的方式寫作、用童年回憶來寫作。這四種方法都是讓個體透過寫作的方式，引導自己從自身所處的情境中脫離出來，從一個客觀的心理諮商師（或第三者）的角度，為自己提出意見和建議。無論問題是出自外部、內部，還是出自原生家庭、童年時代，大家都可以透過這些方法來剖析、解決問題。

　　（1）用第一人稱「我」來寫作。最常見的形式就是寫日記，透過日記來呈現自身的現狀、問題，並在寫作中尋求解決辦法，這是正視自我的一個最簡單也最直接的方式。

　　寫日記可以讓人脫離自我，從觀察者的角度去分析事件和行為，並由此進入一種完全放鬆的、自然的狀態，更加真實地體會自己內心的情感，從而正確認識和評估自己，對自己進行深入剖析，最終找到解決問題的辦法。

　　（2）用第二人稱「你」來寫作。這更像是和「別人」的一場對話。所謂「當局者迷，旁觀者清」，當從一種被求助的角度去傾聽自己的想法時，我們會更有欲望和能力去幫助「求助者」理順思路，找到答案。實際上，這相當於完成了一次自我諮商。

　　用這種方式寫作，我們可以最大限度地產生同理心，幫助自己排解負面情緒，穩定心情，保持頭腦清醒，最終解決困擾自己的問題。

（3）用自問自答的方式來寫作。每個人內在的想法和問題只有自己最了解，透過自我對話、自我問答可以不斷挖掘問題的根源。在現實中，自問自答很難，但借助寫作，個體可以營造平和的問答環境。在自問自答的過程中，個體會逐步發現自己內心真實的想法和期望，同時表明自己的意願、決心和恆心，從而找到解決問題的方法。

（4）用童年回憶來寫作。現在很多人會提到「原生家庭」對個體各方面的影響，認為一個人童年時期跟父母的關係很大程度上影響了他的性格。童年時期某些情感的缺失會對人的成長造成很深的影響。幼年時，因為判斷能力不足，人們很容易將自己在此時期深刻的感觸轉化為長久的認知，並形成固有信念。透過寫作回憶過去，找到自己當時並未發現的事實真相，個體可以對現在缺失的情感進行彌補，從而緩解焦慮，消除童年憂慮帶來的長久困擾。

此外，根據所遇到的問題的不同、情境的不同，還可以採用很多其他的自我諮商的方式，這需要自我嘗試和有意識的自我引導。嘗試和引導的過程，其實就是把寫作變成自我諮商和自我救助的過程。

以上四種寫作療癒的方法，幾乎不會受到外界的干擾，不存在來訪者和心理諮商師不匹配的現象，也不存在資料因個體隱瞞或者客觀因素不正確而不全面的情況，問題出現方和問題解決方之間會實現最大限度的同理心。而且這個過程不需要花費一分錢，自己

給自己做諮商，永遠是免費的。

課後寫作練習：寫作接龍

你有沒有想過，為什麼你不能控制自己的情緒，對最親的人反而最凶呢？

假設你剛剛跟媽媽吵了一架，現在氣消了一點兒，你突然感到很內疚，請順著這種感覺，把你內心的想法寫下來。（請接著寫下去）_____

_____

_____

_____

_____

_____

_____

1. 文章中的「我」、「你」都是寫作時的人稱，都是指自己。
2. 從「你」的角度發出質問的時候，自己要有被質疑的感覺，並想辦法解釋。
3. 不要擔心說出心裡話，因為愈深挖愈能發現問題。
4. 不要擔心自問自答看起來很奇怪，與自己的內心對話是一種非常棒的心理修復方法。

我們每天都會接觸很多新事物，認識外面的世界固然重要，但別忘了，一個人最先認清的應該是自己。你是誰？你的目標是什麼？你的社會關係如何？你真的了解自己嗎？

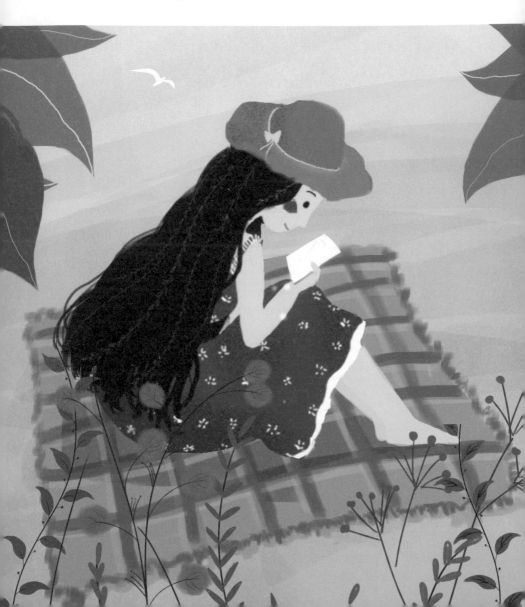

第四章

用寫作
認清自己

你是否有過這樣的發現：原來我們最不了解的那個人是我們自己。我的性格是好是壞？我有什麼特長？我最喜歡做的事情是什麼？我所處的環境真的如我所見的一樣糟糕嗎？我到底值不值得被愛？我眼中的自己和他人眼中的我到底有什麼不一樣？

第一節　為什麼愈長大愈孤單

一、總是感到孤獨的如新

即便身邊躺著老公和孩子，如新還是覺得自己形單影隻。

她在黑暗中盯了很久的天花板，最終還是決定不睡了。於是她悄悄地從床上爬起來，躡手躡腳地來到客廳，窩進沙發，打開筆記本，她想用文字和自己說說話。

或許沒有人可以真正懂另一個人，即便你們每天都生活在一

起，你們的想法依然是南轅北轍。

如新寫下這句話後，輕輕地嘆了一口氣。她透過窗簾的縫隙看向窗外，乾枯的樹枝在寒風中拚命搖擺。如新覺得有些冷，她起身拿了條毯子蓋在腿上，又坐下來接著寫。

你快樂的時候，沒有人懂你。前天我的花店銷售業績創了新高，我特別想第一時間和家人分享自己的快樂，可當我滿心期待地撥通老公的電話後，聽到的卻只是草草幾句應付的話，即便他說了恭喜，我依然無法感受到他是真心為我高興。

還有遇到煩惱的時候，等來的也只是敷衍的安撫。昨天孩子不停地吵鬧，我一整晚都沒有休息好，早上起來向老公訴苦，可他只是簡單地建議我今天乾脆不要去花店了。那怎麼能行呢？店員小李正好請假，我再不去，花店就只能歇業一天了。這算什麼關心！

我生病了，發訊息給他，他卻只會說吃藥、喝水。外面的世界再冷，也冷不過這冰冷的心，他真的讓我很失望。

如新揉了揉眼睛，止住了要湧出的淚水。這時手機提示音響了起來，這麼晚了會是誰？打開微信，映入她眼簾的是一張又一張的海邊美景照片。原來是如新的同學在群裡發照片，美景中間是同學和她愛人甜蜜的合影。

這些照片更加刺痛了如新的心，她正要關掉，這時照片下面又跳出來一行字：「親愛的同學們，國內現在應該是半夜吧？可我太想和你們分享了。這裡太美了，在這裡的每一秒，我和老公都覺得特別幸福，你們有機會也一定要來啊！」

如新想到自己很久都沒有和老公出去旅行了，眼淚止不住地流了下來，她無力地把手機丟在一邊。

二、渴望被關心

如新一直以來都覺得自己是孤獨的。小時候，父母不會與自己談心，而作為獨生子女，她也沒有兄弟姐妹的陪伴，好朋友隨著時間的推移也在不停地更換。她特別希望自己能夠找到心靈契合的另一半，可是現在看來，這也是一種奢望。

如新想到這些，又重新捧起筆記本，寫下自己的困惑。

為什麼會這樣呢？是他們的問題，還是我自己的問題？

她邊寫邊尋找答案。

是因為我不夠自信嗎？好像並不是，一直以來，我都對自己的工作能力和交際能力很有信心。但是我渴望的不是工作夥伴，也不是客套的交往，我希望擁有一個看到我的眼神就能夠懂我的人，或許是我的要求太高了。

是因為我不夠豁達嗎？似乎也不是，我並不是喜歡斤斤計較的人，很多事對我來說都無所謂，我曾經輕易地就原諒了一個對我進行惡意攻擊的同事。但是身邊的人，他們總是讓我失望再失望。

我多希望有人在第一時間就能明白我的喜怒哀樂！即便他們不能給我有效的建議，我也不在乎，只要有人能給我溫暖的安撫和陪伴就好，這就是我簡單的要求。

「陪伴？」寫下這兩個字，如新有種找到關鍵線索的感覺。她一下抓住了這個稍縱即逝的念頭，努力在腦海中搜索。她想：「難道我只是渴望陪伴而已？」她一下子來了精神，提起筆飛快地寫下去。

其實懂不懂我，好像真的沒有那麼重要。比如，在分享快樂時，我只是希望對方可以跟我表現出一樣的快樂。我吐槽抱怨，也只

是希望對方能夠跟我有一樣的情緒，至於採取怎樣的措施解決問題，我好像真的不在乎。

也就是說，我只是希望得到一定程度的關注而已，一旦對方給我的關注不夠，我就會產生負面情緒，認為自己是孤獨的。而實際情況是，對方可能真的是在認認真真地從理性的角度給我幫助。

我明白了，也許我感到孤獨都是因為我對自己關心過度，我希望所有人都能夠第一時間將注意力轉移到我身上來。可是，我為什麼會這樣想？

寫到這裡，如新覺得自己的心結快要打開了，但是她又產生了新的問題：「我為什麼會有這樣的性格？我到底是一個怎樣的人？我是誰？」

三、你真的了解自己嗎

如新坐在沙發上，越發清醒，她沒有停筆，一邊思考，一邊把自己提出的問題一一寫下來，她想逐一找到問題的答案。

我是誰？我從來沒想過這個問題。從小到大，我一直考慮的是我的家人、我的同學、我的朋友，思考他們是誰、他們是怎樣的人，那我呢？

我的性格是什麼樣的呢？我沉穩、不喜張揚、偏內向。我的興趣是讀書，喜歡寫些隨筆。

如新繼續一點一點地剖析自己。

我認為自己是沒有事業心的人，渴望過安逸、隨心一點的生活。可老公總說我太好強，喜歡把控一切。這個似乎是事實，因為我希望家人們按照我的想法去做一些事，如果他們沒有按我的想法來，

我就會沒有安全感。

我還習慣察言觀色。我一直以為這是優點，但現在想來，我在這方面也有些問題，因為在和別人相處時，如果對方有一點情緒上的異樣，我就會審視一下自己，看是不是自己做錯了什麼而惹惱了對方。我是一個太過在意他人看法的人。

為什麼會有控制欲？為什麼那麼在意別人的看法？如新繼續在文章中分析原因。

大概是因為只有透過這種方式，我才能得到關注、受到認可、獲得安全感，從而增強自信心。那這麼說，其實我的自信心並沒有我想像的那麼強大，就像上學的時候，在數學課上，我因為做對了一道題被老師特意表揚過一次，之後我對這門課就特別有自信。而如果我沒有得到老師的額外關注，那我的這門課的成績可能就不會特別突出。

而太過在意他人，過分關注他人對自己的態度，說白了，這也是對自己不夠自信造成的。只有被別人認可才知道自己的價值所在——看來這就是我的癥結所在了，這才是真實的我。

如新深深地吸了一口氣，她抬起頭，看到沙發對面的電視螢幕裡映照出自己憔悴的面孔。如新盯著螢幕上的自己看了很久。

我要透過對自己的認可來增強自信心。

天已經濛濛亮了，如新依然在努力地尋找自己。

第一，不再糾結於他人對自己的態度，理性看待他人對自己的看法，多和家人進行交流，及時表達自己的所思所想，確保自己不被情緒所牽制。

第二，向內看，多進行自我鼓勵，加強和家人的協作，養成和

家人共同商討問題的習慣，並相信他們能和自己做得一樣好。

　　第三，盡可能利用節假日和其他休息時間，和家人一起做一些輕鬆愉快的事情，如看電影、郊遊、聚會等，增強家庭親密度，並將日常生活中幸福的事情及時記錄下來，將老公對自己的每一次建議和關心也記錄下來，定期翻看，培養樂觀的心態。

　　第四，珍惜每一次和老公溝通交流的機會，盡可能地了解他的想法，了解他的困惑、他的煩惱，感受他的快樂，幫助他找到一些問題的解決辦法。先認識自己，再認識他，這樣我們才能夠真正實現精神契合。

　　涼風襲來，如新卻一點兒都沒有感覺到冷，反而覺得心裡暖暖的。她透過寫下來的這些文字，看到了之前那個歇斯底里的自己，也看到了現在這個內心充滿感激的自己。她看著筆記本上的文字，心裡充滿了希望。

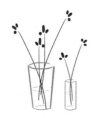

去認識那個最熟悉的陌生人

如新覺得別人不理解自己，也不關心自己。她感覺自己愈長大愈孤單，甚至成了孤苦伶仃的一個人，她認為這是她不開心的根本原因。

過於渴望被別人關注其實是不夠自信的表現，如新也發現了這一點，於是她開啟了寫作療癒之旅。她分析了自己的性格，把自己和自己的處境都放到「文字」這面鏡子裡去觀察，她發現原來自己並不可憐，而且她完全可以透過做一些事去爭取自己想要的關注和溫暖。

原來，自己才是那個最熟悉的陌生人……。

以「我」為主題寫一篇文章

　　我們寫過各種關於人物的作文，比如《我的媽媽》、《我的老師》、《我的朋友》等，卻很少寫自己。其實，描述自己比描述別人更困難。你是你自己「最熟悉的陌生人」，看起來你很了解自己，但你真的了解嗎？請以「我」為主題寫一篇文章，好好認識一下自己。

寫作 OK 繃

1. 選擇一個安靜的環境，避免被他人打擾，盡可能讓自己的情緒舒緩，然後與自我對話，寫出自己的困惑和渴求。

2. 透過問自己問題，如「我的性格是什麼？」、「我是怎樣考慮問題的？」、「我是怎樣與他人相處的？」等挖掘自身內在的問題，並找到癥結所在，了解真正的自己。

3. 透過分析自己的性格，形成正確的自我認知，結合上面的問題，逐一列舉解決方案，實現真正的內在平和。

第二節 沒有目標的日子好可怕

一、沒有方向和目標的木木

畢業三年了，木木一直在一家只有十幾個員工的廣告公司做櫃檯人員。薪水在三年裡漲了2000元，但她依然是公司裡薪水最低的那個人。

雖然如此，木木卻沒有太強的緊迫感。櫃檯人員工作是輪班制，每天只需要工作六個小時，每當看到公司裡的一些設計師忙忙碌碌、加班加點工作的時候，木木就覺得自己這點兒薪水也沒什麼不好，至少輕鬆自在。

因為公司小，管理也並不嚴格，木木在上班期間有很多時間做其他事情，如寫文章，木木會把自己的煩惱全部寫進文章裡。

今天媽媽要我努力努力，找一份有技術含量的工作，可是我的專業很普通，許多工作要求專業技能，或者有相關經驗，什麼都沒有的我能做什麼呢？再說了，現在這樣也沒什麼不好，每月的薪水足夠我支付房租和日常開銷，難道輕輕鬆鬆地活著不好嗎？過一天算一天吧，不必想太多。

木木最近總是被媽媽嘮叨，媽媽讓她換一份工作，可木木並沒有太把媽媽的話放在心上，她覺得櫃檯人員工作與自己的能力相匹配。她搖搖頭，接著往下寫。

櫃檯人員工作也並不好做，需要有接待能力、應變能力、反應能力，還有一些瑣碎的行政事務也需要我負責處理。想要做有技術含量的工作，得慢慢來嘛！

正寫著，電話響了，木木拿起來一看，是房東，又要交房租了嗎？木木疑惑地接通了電話，另一端傳來客氣卻很強硬的聲音：「我說木木啊，下個月我不能不漲房租了，願意比你一個月多給4000元的人都排著隊搶著租呢，如果你給不了這個價，那不好意思，我只能租給別人啦！」

放下電話，木木有些恍惚，一個月多交4000元的話，那自己的生活費就所剩無幾了。這個房子她已租住了三年，多少有些感情，離公司也近，如果不租了，那要搬到哪裡去呢？如果還要房租低一些，那是不是就要搬得遠一點了？

木木揉了揉眼，內心慌張起來。突然，「啪」的一聲從上方傳來，木木條件反射性地抬起頭，看到的是老闆陰沉的臉。剛剛「啪」的一聲，正是老闆拍隔板的聲音。

「跟你說了多少次了，上班要專心一點，剛才有推銷員直接闖進了我的辦公室。連個推銷員也看不住，我還要你在這裡做什麼？趕緊走人吧！」

二、茫然，是將錯就錯的根源

走人？木木沒有想到自己會失業，更沒有想到房東會將她趕出門，這一天真是自己有生以來最慘的一天。

回到住處，木木環顧著住了三年的房間，不由地悲從中來，淚水止不住地往下掉。

房子還有十幾天到期，她現在迫切需要找到下一份工作，不然即便不漲房租，她也租不起了。可登錄招聘網站後，木木竟然不知道自己除了櫃檯人員工作還能做些什麼。

我應該怎麼辦？

木木不知道該去問誰，茫然間，她不由自主地打開Word文檔，敲下這一行字。

我現在真的很迷茫，未來的路應該怎麼走？我之前應該聽媽媽的，提早準備，增強個人能力，讓自己擁有一些技能，這樣遇到突發事件時，就不至於落到這步田地。

可一無所長的我，現在不可能馬上就找到新工作。一切都來不及了，我能做什麼呢？實在不行的話，那就還是只能做櫃檯人員，至少我有工作經驗，不然，我還能怎麼辦？

可是，這真的是我想要的生活嗎？

木木透過文字認真地問自己，她扶著腦袋專心思考了一陣，然後用文字給出了一個堅決的回答。

不，我不能再重蹈覆轍了，這一次我應該破釜沉舟，逼自己一把，從頭開始。

她暗下決心：「今天，一定把這條路找出來。」現在，就是現在，她要深入地想一想，看看自己到底能做什麼，有哪些突出的性格特徵，然後再看看有哪些和自己的能力匹配的職位。

其實我從來沒有認真地了解、分析過自己，一直以來找工作都是隨心所欲，得過且過。從今天開始，我應該改變這種狀態，這件事一刻都不能耽擱，我需要馬上就做！

這一刻，木木感到有一股消失了很久的力量重新回到了自己身上。

三、沒有什麼比寫作更能使自己看清自己

要想知道自己能做什麼，就得先知道自己有什麼。順著這個思路，她開始在文章中問自己。

我有什麼優勢？我擅長什麼？

木木邊寫邊回憶。

大學的時候，我最喜歡的是籃球，我加入了學校的籃球協會，並且在一次全市大學生比賽中取得了團體第一名的成績。可是這跟我的工作好像關係不大。除了籃球，我還擅長什麼呢？

除了專業以外，我還用課餘時間考取了會計資格證書，那時候是興趣使然，但是證書下來後，我連看都沒看過它一眼。對了，我是不是可以考慮嘗試做會計工作呢？

當然，我還喜歡寫作，在學校擔任過學生會的宣傳部部長。但說是寫作，其實也只是寫一些零散的校報文章，不知道我能不能發揮一下寫作的特長呢？

不寫不知道，一寫嚇一跳。在梳理中，木木發現了自己的一些興趣和特長，本來她還覺得自己一無是處呢！

分析完興趣和特長，木木開始分析自己的性格。

其實我屬於內向沉穩型的性格，櫃檯人員工作好像不太適合我，這份工作雖然門檻不高，但是想做好並不容易，它需要很強的應變能力和待人接物的能力，這些都不是我擅長的。我擅長的應該是需要耐心和細心的工作，比如會計工作就很適合我，這和我的性格是匹配的。而且會計的薪水比櫃檯人員的薪水高出很多，如果我能找到一份會計工作，那我就不用為我的房租發愁了！

分析到這裡，木木感到很開心，至少目標已經明確了。透過梳理，木木看清了自己，也為自己設定了新的奮鬥目標，下一步就是朝著自己的目標努力了。

有了奮鬥目標的木木一刻也沒停，她馬上登錄招聘網站，查找會計的相關職位。

不過事與願違，很多職缺都要求有工作經驗，雖然木木有一紙證書，但是這三年來，她沒有做過會計工作，也沒有接觸過任何跟會計有關的事情。木木感覺好像有一盆冷水澆到了她的頭上，這盆水差點把她內心剛剛燃起的小火苗給澆滅了。

即便有些失落，木木也並沒有喪失鬥志，她知道自己應該朝哪個方向努力。既然想做會計，但又沒有工作經驗，那就從現在開始努力吧！

木木挑了幾份財務助理的工作，這些工作看起來比較簡單，而且自己過去做過行政工作，行政相關的工作經驗對做財務助理也有幫助。她想試一試，畢竟自己也不是一點兒基礎都沒有。

帶著期待，她又打開文檔繼續寫。

我知道自己和其他人比還差得遠，也許這次我並不能順利找到一份會計工作，但是此刻，我的心是安定的，我知道自己應該怎麼做。如果這幾份簡歷投遞出去之後沒有收到任何回覆，那麼我就暫時先去找一份和之前的薪水不相上下的櫃檯人員工作來維持生活。我會和房東溝通，希望他給我延期三個月，三個月後，我會補交房租。

利用這三個月的時間，我會抓緊學習會計的相關知識，如果可以，我還會利用業餘時間去找一份和會計相關的兼職工作。另外，無論是否能找到會計工作，我都要抓緊時間考取更高級別的會計資格證

書，給自己增加競爭籌碼。同時，在這三個月內我要省吃儉用，留足資金，以備不時之需。三個月後，我將重新尋找會計方向的工作，眼光不能太高，可以從實習生或者見習職務做起，薪水低一些也沒關係，只要自己先跨進這一行，之後透過努力不斷地提升自己，薪水也會相應地上漲。

如果順利，房子還可以一直租住下去。如果這三個月並不順利，那麼放棄這個房子也沒什麼大不了的。這三個月我要一邊學習一邊找房子，具體安排視情況而定，一旦出現問題，我就馬上搬到房租合適的地方去。

我希望未來的自己可以在會計這條路上愈走愈遠。這是一份有很多晉升機會和晉升管道的工作，無論遇到什麼困難，我都不能輕易放棄！

寫下這些文字後，木木一下子輕鬆了起來，好像失業和漲房租也不再是天大的麻煩。甚至有那麼一刻，木木對這些麻煩還有了些許感激，如果不是被逼了一把，自己可能都不會花時間思考未來的方向。現在的她，內心充滿了拼搏的動力。

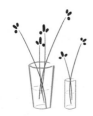

有目標，人生才有希望

　　剛開始的時候，木木覺得目標、前途都是很虛無的東西，她覺得過一天算一天就好，想這些純屬多餘。對於母親的督促，她根本聽不進去。但當她開始獨自面對生活壓力的時候，她意識到，目標其實是個人生活不可或缺的一部分，它不是別人給你的任務，也不是必須完成的作業，而是融合了自己特點的人生設定。

　　透過寫作，木木明確了自己的目標。在這個過程中，她梳理了自己的想法，更清楚地認識了自己。透過寫作，她消除了內心的憂慮，也獲得了療癒。

「我的最愛」到底是什麼

　　我們很容易被一些東西吸引，或者沉迷在一些事情裡，如看電視劇、打遊戲、「刷」朋友圈等，但這些事情並不一定是你的興趣。想一想，有什麼事能長久地讓你開心？如跑完半程馬拉松，親手做了一個皮包，通過了某個課程的考試……把「我的最愛」寫下來，注意體會寫作時找到自我的那種感覺。

寫作 OK 繃

1. 你最愛的事不一定是人人都追求的事，這可能是屬於你自己的小祕密。
2. 從最愛的事入手，想一想背後的原因，想一想你真正的興趣是什麼。
3. 想一想如何讓自己的興趣跟自己的職業生涯相關聯，能否把自己擅長又熱愛的事當成終生的事業。

第三節　為什麼愈親密愈傷人

一、家強的「間歇性暴怒症」

隨著「砰」的一聲響，家強的老婆帶著憤怒和委屈衝出了家門，留下家強一個人在房間裡後悔不已。他剛剛又不受控制地發了火，但結果一般都是這樣：老婆怒氣衝衝地回娘家，小事沒有解決，他們的夫妻關係反而愈來愈糟糕。

家強也有一肚子委屈，他認為這些事本沒有什麼可爭執的，但令他苦惱的是，他真的很難揣測老婆的想法。無論大事小事，自己總是很難和她達成一致。老婆經常抱怨他不善解人意，而家強覺得老婆斤斤計較，在她眼裡自己怎麼做都是錯的。

他在凌亂的客廳裡坐了一會兒，感覺一口氣堵在胸口，於是他走進書房，打開電腦，把心裡的想法都寫了下來。

這個月吵了三次架，剛剛她說，如果我不改一下我的壞脾氣，她就再也不回來了，真的是因為我暴躁嗎？為什麼她不檢討自己呢？

我都能清楚地記得每次吵架的內容。第一次吵架是因為買一件東西，我們喜歡的樣式不一樣，但兩個人都堅持自己的意見，說著說著就吵起來了。

第二次是因為她在工作中遇到了不順心的事，我出於好意，本著解決問題的態度給她提建議，她卻怪我語氣不好，於是沒說兩句，我們又吵了起來。

第三次就是今天這次了。我在工作中遇到了一些問題，心情不好，吃晚飯的時候心不在焉，但她總是跟我說話，我感覺很煩。就這

樣，我們又吵了起來。

她說她很受傷，她怪我總是無端地發脾氣，可我一直認為每次吵架都是有原因的。我也是個人，我也會難受、生氣、鬱悶。為什麼每次吵架後她能回娘家，回去之後還要我哄著她才願意回來？憑什麼啊？

家強緊鎖眉頭寫下這些文字。寫完之後，他深深地嘆了一口氣，嘴裡念叨著：「女人真是麻煩。」他想到老婆又回了娘家，後面還得自己收拾殘局，這時，一股無名的邪火又躥了上來。

二、吵架只會讓事情更糟糕

在同事和朋友的眼中，家強幽默熱情、能說會道。在公司，他與同事的關係都還不錯，所以他一直對自己的人際交往能力很有信心，可誰又能想到呢，就是這樣一個大家都覺得挺好的人，居然處理不好家庭關係。

家強端起桌上的茶杯喝了一口濃茶，這會兒，他漸漸冷靜了下來，他想好好分析一下，為什麼自己對最親密的人反而沒有耐心，為什麼自己處理不好夫妻之間的關係。

他繼續在文章裡寫道。

雖然很生氣，但是我發現我現在最大的感受是疑惑，我不知道問題到底出在哪兒，我想知道為什麼我們兩個人的關係會變成現在這個樣子。

我暴躁嗎？我不覺得自己暴躁，從小到大，我很少和其他人起衝突。當然，這並不是說我的脾氣有多好，可是像結婚後這種爭吵……唉！這麼說吧，結婚這幾年來吵架的次數比我結婚前二十幾年

吵架次數的總和還要多。真是奇了怪了。

她說我總是胡亂發脾氣，是這樣嗎？我並不認同這一點，我每次都是在講道理，明明是她不講理，說不了兩句就要跟我起爭執，所以，怎麼會是我的問題？明明每次都是她先挑起事端。

把不滿和抱怨寫下來之後，家強心裡好受了一點兒。不過寫完這些之後，他也開始反思，自己是不是真的沒有問題。俗話說「一個巴掌拍不響」，吵架真的都是老婆的錯嗎？

坦白地講，跟同事相處和跟家人相處還真是不一樣。在公司，大家也會有不同意見，但一般大家不太會較真兒，更不會為一個問題吵得臉紅脖子粗。跟同事聊天的時候，如果我不同意別人的觀點，我會在潛意識裡告訴自己，這是正常的，每個人都有自己的立場，我不能強求別人百分之百認同自己。但當我和老婆意見不一致時，我好像很希望得到她的認同，我甚至想去改變她的想法。就像上次她跟我說她們公司的事，我恨不得罵她一頓，她怎麼能那樣處理問題呢？實在是太不明智了！關鍵是我批評她的時候她還不高興，看到她不聽我的建議，我就更生氣了。我愈生氣，她就愈聽不進我的意見，這大概就是那次吵架的根本原因。

「生氣？」當家強寫下這兩個字，他自己都感覺有點奇怪。為什麼自己不會對同事生氣，卻會對家人生氣呢？按理說，一個人不應該對家人更客氣、更友善嗎？

其實我在一本書裡看到過，這叫控制欲。我的確有想要控制他人的問題。我覺得她是我的老婆，理應聽我的，她一旦背離了我的意願，我就會很生氣。其實不只是對另一半，我跟我的父母也會發生爭吵，我會安排父母的生活，如果他們不完全按我安排的做，我就會很

生氣，覺得他們是老糊塗了。

　　寫到這裡，家強說不上來是興奮還是糾結。興奮是因為他好像找到了問題背後真正的原因；糾結是因為這種自我剖析讓他覺得有點難堪。還好是以文字的形式跟自己溝通，要是有人指著他的鼻子說他控制欲強，他肯定接受不了，說不定還會和別人吵起來。

　　我也許並不是一個脾氣暴躁的人，但我承認我比較情緒化，別人不惹我的時候，我是一個溫文爾雅的人，但是不知道從什麼時候開始，如果別人觸到了我的敏感地帶，我就會像定時炸彈一樣突然爆炸。這一點我必須承認，我很容易被別人的一兩句話「點燃」。尤其是跟最親近的人在一起時，我覺得他們理應理解我，一旦他們說了我不愛聽的話，我就很容易發脾氣。

　　家強知道，自己是同事眼中的「好同事」、「好男人」，但的確，只要一回到家，卸下防備，他就會展現出一個更真實的自我。這個自我敏感、控制欲強，而且情緒化。另外，他發現了一個更嚴重的問題。

　　為什麼我會肆無忌憚地跟家人發脾氣？表面上，我覺得我發脾氣是為他們好，比如為了讓老婆工作得更順利，為了讓父母生活得更好。但實際上，跟家人發脾氣是因為他們不能把我怎麼樣，大不了老婆回娘家——回去幾天她還不是得回來；大不了父母生氣——氣消了還不是要跟我和好。我在一本書上看到過，我這種行為叫做「情緒勒索」。當時看這本書的時候我就做了筆記，我也知道我有這樣的問題，但是一回到現實生活中，我就全忘了。我還是覺得都是別人的問題。

三、了解自己比了解對方更重要

唉！現在看來，真正出問題的人是我。

家強感到心情非常沉重。

這是我性格的一部分，我能有什麼辦法呢？難道我能自己打自己十個巴掌嗎？

要不這樣，既然這一切都是因為控制欲，那麼下次我嘗試不再把自己的想法強加在別人身上，比如買東西，老婆愛買什麼就讓她買好了，反正天也不會塌。

還有我的父母，他們一直說要搬回老家去住。為了這件事，我們已經吵了好幾回了。我覺得老家條件太差，想讓他們留在城裡享福。我雖然是出於好意，不過我是不是也應該尊重他們的意見，或者至少了解一下他們想回去住的原因？

想到這裡，家強撥通了父母家的電話。「嘟……嘟……嘟……嘟……」那邊沒有人接聽。家強沒有等，也沒有繼續打，他知道，父母看到未接電話一定會回電話。

另外，我要刻意去調整自己的情緒。我這個人平時還好，一遇到問題就控制不住情緒。我經常把最親近的人當成自己的「情緒垃圾桶」，可能在潛意識裡，我覺得跟他們關係近，所以他們會無條件地接納我、包容我。

再者，我不能天天想著跟別人講道理。之前在書上看過這樣一句話：「家不是講道理的地方，家應該是溫暖的港灣，再好的口才都比不過一個溫暖的擁抱。」也許老婆跟我吵架不是為了把問題吵明白，更不是為了爭個對錯，她只是希望得到我的理解和認同。

想到這兒，家強有點兒羞愧，其實老婆為這個家做了很多貢獻，但他只看到了老婆的問題，記住的也是每次吵架的不快。是不是從今天開始，他應該多看看積極的一面，多給老婆一些稱讚和鼓勵呢？其實，他不見得比老婆更厲害，有時候就是被情緒控制了，總想教訓誰或者管著誰，從今天起，他一定要改掉這個毛病。

　　於是家強寫了一張便條紙貼在電腦旁邊，內容是「克服控制欲，不再情緒化，不再大男人主義，愛家人」。在「愛家人」三個字的後面，他畫了一顆愛心。

　　剛把這一切做完，電話就響了，是父母打回來的。還沒等家強說話，電話裡便傳來老父親顫巍巍的聲音：「週末你們回家吃飯吧，我跟你媽準備了一大桌子你們愛吃的菜！」

　　這一邊，家強沒有說話，他的眼淚順著眼角流了下來，止也止不住！

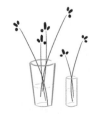

為什麼你控制不住自己的脾氣

家強的脾氣很差，一個月跟老婆吵了三次架，這樣的家庭關係讓他的生活變得一團糟。他不得不停下來好好想想自己的問題到底出在哪裡，為什麼跟別人都能心平氣和地說話，可是跟自己最親近的人反而連好好說話都做不到。

從表面上看，原因是他控制情緒的能力比較差，更深層次的原因則是他並不了解自己，也不了解「親密關係」的含義。當他把自己的想法和思考過程都寫下來，並重新審視自己過去的行為時，他發現所有問題都迎刃而解了。

這樣心平氣和的寫作方式，對家強來說，就是可以認清自己的療癒寫作。

寫出你想對某人說的話

　　有些話，說出來就傷害了別人；有些事，做錯了就沒有改過的機會。你有沒有一些想對別人說的話，如真誠的道歉、認真的解釋、發自內心的感謝……。

　　請把這些你想說但一直沒有機會說的話寫下來，以「我想對你說」為題寫一篇文章。注意在寫的過程中要想著當時的情景，就好像重新經歷了一遍一樣。

寫作OK繃

1. 平常你可能沒有機會認清自己，但當遇到挫折、遇到問題時，就是你認識自己的好時機。

2. 別害怕剖析自己，在文字裡跟自己對話，不會有第二個人知道你的想法。

3. 每個人都不是完美的，想明白這一點，你就能坦然接受自己。

4. 每個問題都能找到解決的辦法，但前提是，你要正視問題，也要正視自己。

第四節　我是獨一無二的嗎

一、總是為他人著想的方圓

方圓是個熱心腸，這是很多人對她的評價。

三年前，她和室友一同來到這個城市找工作，為了有個落腳點，她們合租了一套房子。搬進去的第一天，室友對她說：「方圓，我喜歡那間向陽的大臥室，你讓給我好不好？」方圓沒有猶豫就答應了，這對她來說是無關緊要的小事，室友喜歡，那就讓給她好了。

這樣的事情還有很多。例如，方圓和同事一起去買衣服，自己先選中的一件衣服，可沒想到同事也喜歡，同事又含蓄地表示不想撞衫，於是方圓乾脆把衣服讓給了同事。

公司擬對方圓所在的團隊進行表彰，需要團隊選出一名優秀員工代表，很多人都推選方圓。可是方圓想到工作是和搭檔一起完成的，雖然自己比搭檔付出的多，雖然自己也很想要這個獎，但是獎項只有一個，最後她執意將優秀員工代表的名額讓給了搭檔。

還有一次方圓發燒，渾身都非常難受。這個時候她接到表姐的電話，表姐在電話裡心急火燎地說自己在上班路上出了事故，扭傷了腳踝，要方圓去幫忙。方圓二話沒說，放下電話就衝向了醫院。在醫院裡，她強撐著虛弱的身體，差點暈倒。

可方圓根本沒有把這些當回事。她從小就被家人教育，要想別人之所想，急別人之所急，既然都是親朋好友，自己多付出一些又有什麼關係呢？

方圓的男朋友心疼方圓，要她多為自己考慮考慮。方圓不以為

然地說：「我沒覺得這樣有什麼不好，為他人付出，他人開心，我也快樂。」

既然方圓自己覺得好，其他人也不好說什麼。她的男朋友只好選擇閉嘴。

二、人存在的意義是什麼，這是永恆的難題

不過最近，方圓對自己一直堅守的處世原則產生了疑惑。她的母親生病了，需要她回老家照顧幾天，公司主管要求她走之前把手裡的工作委託給其他人，方圓問遍了平時關係較好的同事，可每個人都說自己忙不過來。問了一圈之後，方圓感到心灰意冷。

晚上回到家，方圓沒有心思吃飯，她心裡有了一個很大的結，如果不解開它，恐怕睡覺都不會踏實。方圓打開電腦，在文檔裡寫下自己的感受。

我經常為他人著想，以至於男朋友經常說我太傻，說我會被欺負，可是我不覺得自己的做法有什麼問題。每次幫助別人解決了問題，我也能被別人的喜悅和幸福感染。但是今天我真的想不通，為什麼當我需要幫助的時候，卻沒有人願意幫助我？

打上一個大大的問號後，方圓發現這背後還有更深層次的問題，於是她接著寫。

人存在的意義到底是什麼呢？是為了自己，還是為了別人？如果是為了自己，那麼誰會去奉獻愛心、幫助他人呢？如果我一心為別人是對的，可是為什麼在我遇到困難需要別人伸出援手的時候，竟然沒有一個人願意幫我呢？

我也會有自己無法解決的難題，我也希望有人能在我身邊幫助

我、支持我，可是我發現這些期望對我來說都是奢望。我在其他人眼裡，或許就是一個無欲無求、可以隨意支配的人，誰也不用在乎我的感受。

寫下「無欲無求」這四個字後，方圓像是有所感悟。

好像的確是這樣的，他們都覺得我什麼都不需要，就像男朋友說的，其他人都知道自己要什麼，會把自己的需求明確地說出來，而我彷彿對什麼都無所謂，什麼都可有可無。我的需求沒有存在感，我這個人也沒有存在感，所以大家都不會在意我的感受和我的需求。

沒錯，就是這樣，我自己都沒有把自己當回事，誰還會把我當回事呢？

想到這裡，方圓覺得有些失落，自己過去一直堅持的價值觀有問題，這讓她有點難受，但她並不認為人應該是自私自利的。現在的問題是，她把自己的注意力都放在了別人身上，下一步應該先把一部分注意力轉移到自己身上來。

三、將目光投向自己，你也很值得自己付出

為什麼之前總把目光放到其他人身上呢？方圓繼續和自己對話。

我一直認為只要我盡心為別人考慮，就能換取同樣的愛心，但是現在想想看，這樣的做法並沒有得到我想要的結果。我從來沒有和別人提過要求、表達過看法，我最喜歡說的話就是「隨便」、「都可以」、「沒問題」……時間久了，大家都會認為根本就不用考慮我，當我是透明的就好了。所以根本的問題不是大家不關心我，而是我自己都沒有學會關心自己。

寫到這裡，方圓發現，她真的是對自己太不好了，每次她都把自己放在特別卑微的位置上。她特別害怕給別人添麻煩，好像她不應該有一丁點兒自己的要求，她就應該一直服務大家。

　　如果不像今天這樣認真思考，或許我還不會發現我錯失了很多。

　　方圓低頭看了看自己的衣服，這還是幾年前買的衣服，衣服上很多地方已經有了皺摺，很難熨平。

　　我已經好久沒有認真地為自己挑選一件合適的衣服了。上個月我雖然去了很多次商場，但都是為了給家人買衣服，我應該好好打扮一下自己。

　　在公司裡，我推掉了幾次獎勵，現在想想看，如果這些獎勵不讓給別人，我的薪水也能漲漲了，說不定職位也會晉升。

　　我現在身體也不是很好，總是生病，但是因為習慣了應承，我總是不好意思拒絕別人的求助。我還經常幫別人做一些體力活，如搬家、整理資料，每次做完這些回到家我都腰痠背痛，要好幾天才可以舒緩過來。

　　如果把這些精力分一半給自己，或許我現在就不是這個樣子了。

　　方圓愈寫思緒愈清晰，她已經好久沒有這樣認真地為自己做一件事了。過去每天她腦袋裡想的都是別人的事，今天，她借助文字認真想了想自己的事。

　　其實我知道，我所謂的幫助別人，早就越過了幫助的界限。很多時候，我是沒有原則的，我是一個不敢跟別人說「不」的人。有些事即便我不想做，我也不敢拒絕。

寫下不敢說「不」，方圓的心彷彿被刺痛了。為什麼一定要委屈自己呢？順著這個思路，方圓繼續往下寫。

小時候，父母總是說要樂於助人，每次幫了別人，父母都會表揚我。漸漸地，我就形成了一種認知──只要幫助別人就能獲得表揚，所以不管別人需不需要幫助，也不管我能不能做到，只要有機會我就會幫助別人，甚至會把本該屬於自己的東西讓給別人。我得到了什麼呢？我大概只得到了別人的一句口頭表揚。

其實，聽表揚也會上癮，每次我委屈自己，或者做那些我不願意做的事，為的不就是別人的一句表揚嗎？如果別人沒有表揚我，或者等到我求助別人的時候，別人不願意幫忙，我就會感到特別失落，我就會一下子覺得自己的付出都是不值得的。這實在是太可怕了。

寫到這兒，方圓深深地嘆了一口氣。其實這次沒人幫自己承接工作只是一個導火線，之前她找人幫忙的時候也被人拒絕過，當時，雖然她勸慰自己的話是別人不幫忙一定有別人不得已的原因，但她心裡其實是在意的。

是的，我沒有我自己想的那麼高尚，我希望能用真心換回真心，一旦這個鏈條被打破，我的價值觀可能就崩塌了。過去我沒有仔細想過這個問題，一心想得到別人的誇獎，這其實也是一種不健康的心理。

不過，方圓並不覺得自己完全做錯了。幫助別人是對的，關鍵要有限度，而且不能因為幫助別人而迷失了自己，這才是根本問題。她接著在文章中寫道：

人生就是互幫互助的過程，但首先要找到自己的位置，然後才

能不斷增加自己的能量。如果自己的能量被過度消耗，不僅不能幫到他人，還會讓他人忽略自己的價值。當自己的能量愈來愈多時，自己可以做的事情也會愈來愈多。所以幫助別人其實是幫助自己，這是一個相輔相成的過程。沒有人能一味地付出，我也應該改變一下了。

寫到這裡，方圓緊繃的神經放鬆了下來，她抬起頭，正好看到電腦對面的鏡子，鏡子裡映照出一張甜美的面孔，是的，方圓又重新擁有了美麗和自信。

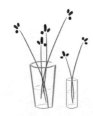

畫重點

「好人」一定有好報嗎

　　無論從哪個角度看，方圓都是個好人：熱心腸，樂於助人，甘於奉獻、不計回報。但當她希望用自己的付出換來別人的回報時，她失望了，她發現自己非常沒有存在感，別人根本沒有意識到她存在的價值。

　　是周圍的人太冷漠嗎？不，是方圓自己把重心放錯了地方。她把大部分精力用在照顧別人上，而忽略了自己的需求。不是別人忽略了她，而是她自己忽略了自己。

　　在現實生活中，方圓這樣的人不在少數，很多人為孩子活、為父母活、為伴侶活，漸漸地就迷失了自我。這是一種很危險的狀態，因為一旦迷失自我，再想找回自我就非常困難了。

　　方圓找到了寫作療癒，她透過寫作發現了自己的問題，又把重心重新放到自己身上。這是一個了不起的改變，因為只有自己才能做自己生活的主人。

你對「付出感」怎麼看

　　你是一個甘願付出不求回報的人嗎？你身邊有這樣的人嗎？你的母親、你的同事、你的愛人，他們怎麼看待自己的付出？你們有沒有因為這種付出感而發生過爭吵，最後是怎麼解決的？請以「付出感」為主題寫一篇文章，談談你對這個主題的看法。如果可以，請儘量把自己經歷過或者觀察到的事情寫進去。

寫作 OK 繃

1. 想一想：你覺得自己重要嗎？
2. 想一想：你覺得自己存在的價值是什麼？
3. 如果做每件事都出自你的本心而不是為了得到其他外在的回報，那麼你會更容易找到自我。

療癒
加油站
沒有什麼比解自己更重要

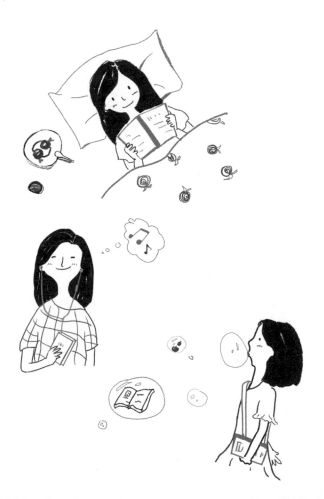

心理學小課堂

我們每個人最難看清楚的，就是自己。

一、什麼是「我」？「我」是誰

在由佛洛伊德創立的精神分析理論中，「我」分為本我、自我和超我，這三個部分構成了人的完整人格。

本我代表人本能的驅動力，有著原始的欲望和需求；本我中的一切永遠都是無意識的；自我處於中間位置，代表理性和機智，它按照現實原則來行事，可以實現對本我的控制和壓制；超我代表良心、社會準則和自我理想，是人格的高層「主管」，它指導自我，限制本我。

自我是永恆存在的，而超我和本我又幾乎是永恆對立的，這就要依靠自我進行調節。佛洛伊德認為，只有三個「我」和睦相處、保持平衡，人才會健康發展。

而三者不平衡的時候，人就會因為這種內在的矛盾而產生焦慮，自我會自行啟動防禦機制，表現出壓抑、疑惑、迷茫、暴躁等情緒，並且會產生懷疑──「我到底是一個怎樣的人？」。

我們對自己的認知，受到個體差異、文化差異、環境差異等諸多因素的影響，這導致本我、自我、超我之間時常有著較大的偏

差。我們依靠外在的力量很難弄清楚自己到底在扮演什麼樣的角色，擁有什麼樣的性格，希望成為一個什麼樣的人。自我認知偏差愈大，人就活得愈辛苦。

二、透過寫作與自己和解

本章的四個故事呈現了四種不同的自我認知焦慮，分別是個人角色、個人興趣、個人脾性以及個人價值的認知偏差。一個人因為認知焦慮而影響個人生活時，應當主動調整。

（1）在第一個故事中，主角如新問了一個「我是誰」的問題。一般來講，自我認知跟現實中的自我愈接近，那麼個體就愈成熟，在各方面的表現也就愈優異。人在認識自我的過程中，容易受到環境、情緒、個人素質等多種因素的影響，從而形成認知偏差。

寫作是一種與自我對話的方式，個體透過寫作可以靜下心來，尋找問題背後的根本原因，減小認知偏差，進而解決現實問題。

（2）在第二個故事中，主角木木找不到自己的興趣和目標。一個人的興趣，通常是指人們探究某種事物或者從事某項活動的心理傾向。興趣不僅對人的性格有影響，對人的行動也有影響。在現實生活中，很多人並不了解自己到底喜歡什麼、擅長什麼，也就不知道自己到底可以做什麼，這樣就很容易感到迷茫，遇事不知道該

如何選擇。

　　寫作是向內挖掘自己的過程。透過寫作，個體可以深入分析自己的興趣和特長並將其和外部環境進行匹配，這樣可以順利地樹立奮鬥目標，從而改變生活。

　　（3）在第三個故事中，家強因為控制不好情緒而苦惱。在日常生活中，人很容易受到各類情緒的影響，如何合理控制自己的情緒，不被情緒所支配呢？如何透過探索潛意識來關注並改變自己的行為？這是很多人面臨的難題。

　　如何解決這些難題呢？有三個步驟：發現情緒、確認情緒、修正情緒。

　　寫作可以讓個體完整地經歷這三個步驟。個體在寫作過程中可以修正自我認知，調整偏差，最終控制自己的情緒，並解決困擾自己的問題。

　　（4）在第四個故事中，方圓找不到自己存在的價值。一個人的注意力是有限的，過於在意他人的感受，就會相應地減少對自我的關注。有的人會為了他人犧牲自己，這個時候，自己會有很強的「付出感」──總期待別人感激自己，一旦別人沒有像自己期待的那樣做，當事人就會很失落。

　　寫作可以將人的注意力由外向內牽引，個體透過不斷地分析

和解讀自己，可以將注意力從他人轉移到自己身上來，不再迷失自我。

三、如何進行自我調整？

總結起來，自我調整主要有四個步驟。

第一步，正視焦慮點，將自己認為的「我」完全呈現出來，了解自己對「我」最直觀的認知。

第二步，尋求偏差點，將「我」所希望達到的狀態和現狀作對比，找到具體偏差，並分析偏差產生的原因。

第三步，深入了解自己，並分析產生偏差的原因，從內部進行適應和調節。

第四步，調整認知偏差，尋求解決辦法。

在這個過程中，自我救助將起到至關重要的作用。而寫作，則是幫助個體將自我、本我和超我完全呈現出來的一種方式。個體只有正視三個「我」之間的矛盾，並且有針對性地進行調整，才能實現整個人格的平衡，解決現實問題。

　　我唯一的缺點就是脾氣不好，經常突然發脾氣。發脾氣的時候心跳得很快，自己也氣得要命，明知道這樣對身體很不好，別人也很難接受，但我就是改不掉⋯⋯（請按著寫下去）＿＿＿＿＿＿

＿＿＿＿＿＿＿＿＿＿＿＿＿＿＿＿＿＿＿＿＿＿＿＿＿＿＿＿＿＿＿＿

＿＿＿＿＿＿＿＿＿＿＿＿＿＿＿＿＿＿＿＿＿＿＿＿＿＿＿＿＿＿＿＿

＿＿＿＿＿＿＿＿＿＿＿＿＿＿＿＿＿＿＿＿＿＿＿＿＿＿＿＿＿＿＿＿

＿＿＿＿＿＿＿＿＿＿＿＿＿＿＿＿＿＿＿＿＿＿＿＿＿＿＿＿＿＿＿＿

＿＿＿＿＿＿＿＿＿＿＿＿＿＿＿＿＿＿＿＿＿＿＿＿＿＿＿＿＿＿＿＿

＿＿＿＿＿＿＿＿＿＿＿＿＿＿＿＿＿＿＿＿＿＿＿＿＿＿＿＿＿＿＿＿

＿＿＿＿＿＿＿＿＿＿＿＿＿＿＿＿＿＿＿＿＿＿＿＿＿＿＿＿＿＿＿＿

＿＿＿＿＿＿＿＿＿＿＿＿＿＿＿＿＿＿＿＿＿＿＿＿＿＿＿＿＿＿＿＿

＿＿＿＿＿＿＿＿＿＿＿＿＿＿＿＿＿＿＿＿＿＿＿＿＿＿＿＿＿＿＿＿

＿＿＿＿＿＿＿＿＿＿＿＿＿＿＿＿＿＿＿＿＿＿＿＿＿＿＿＿＿＿＿＿

寫作提示

1. 每個人都有缺點，所以不要覺得自己是「怪物」。
2. 每個固有的習慣背後可能都有根深蒂固的原因，試著把它們找出來。
3. 只有先認清問題的嚴重性，才有可能改變現狀，所以別怕，把問題說得更清楚一點。

在現代社會中，人人都有壓力。對一些人來說，壓力就是動力，督促自己往前走；對另一些人來說，壓力則是千斤重擔，讓自己直不起腰。同樣是壓力，為什麼作用在不同的人身上，結果完全不同呢？

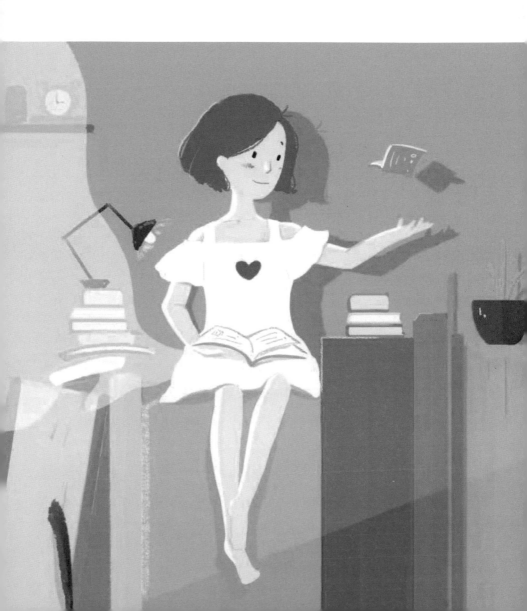

第五章

用寫作緩解
壓力

其實，這不是壓力本身的問題，而是人們在面對壓力
時，會有不同的感知和處理辦法。在大部分情況下，人
們可以和壓力和平共處，但有時候，一點小小的壓力就
能壓垮一個人。想一想，壓垮一個人的到底是壓力本
身，還是其對壓力的認識和態度？

第一節　克服拖延症的寫作

一、有重度拖延症的湘琪

　　最近湘琪遇到了一點兒麻煩，她發現所有的事情都被自己弄得
一團糟，這種混亂的狀態幾乎要把她逼瘋了。

　　她平時工作不是很忙，於是她利用業餘時間考上了在職碩士，
她只需要在每個週末上課，兩年就可以拿到學位。現在到了最後一個
學期，除了基本的課程，她還需要完成一篇大約兩萬字的畢業論文。

但湘琪並沒有太多的時間寫畢業論文，因為她還是當地一個媽媽社群的負責人。過去她們的活動都安排在週末，現在因為要上課，湘琪就盡量把活動時間調整到工作日的晚上。她兩邊兼顧，因此感到非常吃力。

湘琪的老公是一個剛剛起步的創業者，平時很少有時間照顧家庭。他們的孩子今年一歲半，主要是保姆和家裡的老人在帶。原先週末的時候，他們全家會一起出遊。但是這一年多以來，全家出遊的機會少得可憐。一方面，湘琪要上課；另一方面，湘琪的老公週末也要加班工作，一家人連晚飯都很難在一起吃。

湘琪經常覺得壓力大得讓自己喘不上氣來，她在日記裡寫下自己的感受。

我真的忙不過來，忙不過來的結果就是拖延。畢業論文就是不想動筆，愈不想寫愈害怕，到後來根本一個字都寫不出來。媽媽社群那邊的活動已經從每週兩次變成了每週一次，現在有時候連一次都保證不了。最近很多媽媽都有了怨言，覺得這個社群要散了，但是誰能理解我的壓力呢？我已經很拚命了！

老公幫不上我，他自己比我還要忙，指望他照顧家裡也是不可能的。家裡的好多安排也都因此而推遲，說帶孩子去迪士尼樂園，今年看起來是沒有可能了；說兩個人要堅持鍛鍊也變成了一句空話……。

寫到這裡的時候，湘琪突然接到一個電話，是公司主管打來的，她所在的部門今年有一個機會，有一名員工可以輪調去美國分公司工作半年，主管推薦湘琪去。電話裡，主管很興奮地跟湘琪說這是一個千載難逢的好機會，湘琪一邊回應著，一邊盯著電腦螢幕上自己

剛剛寫下的文字，心如亂麻……。

　　掛了電話，湘琪去洗手間洗了一把臉，她需要讓自己清醒一下。去美國半年，媽媽社群是不是就得散了？老公和一歲半的孩子怎麼辦？誰來照顧家裡？對了，還有兩萬字的畢業論文，那更是沒有希望了。而且去美國需要辦理簽證、需要補習英語、需要打包收拾行李……想到這些，她再次感到「世界末日」要來了。

　　她打算跟老公商量商量，電話打過去，還沒等湘琪張嘴，老公就很疲憊地說：「專案融資失敗了，看來我要在辦公室住上三個月，再拼一把，我非拿到投資不可……。」

二、拖延只會讓事情愈來愈糟糕

　　掛了電話，湘琪再也忍不住了，一大串一大串的眼淚掉下來，她又不敢哭出聲，怕驚動外面的老人和孩子。手機就扔在旁邊，只有桌子上的電腦還閃著亮光。緩了一會兒，她又坐到電腦前開始寫。

　　真是「禍不單行」，這哪裡是千載難逢的好機會，分明是壓倒我的最後一根稻草。我怎麼去美國？家不要了嗎？碩士學位也不要了嗎？那從美國回來後我還有什麼？我多半會成為一個和社會斷絕關係的孤家寡人。

　　我根本不知道如何選擇，如果我放棄去美國，工作頂多維持原狀，畢業論文我還是不想寫，社群我還是顧不過來。老公工作不順利，我頂多安慰他，為他做飯，照顧他的飲食起居，我也沒辦法幫什麼別的忙。孩子能去成迪士尼嗎？我們會開始健身嗎？我們的那些計畫能一條條落實嗎？

　　如果我去美國，問題就更多了。簽證怎麼辦理？誰幫我準備去

美國的材料？住宿問題、語言問題、信用卡問題、工作交接問題……
另外，去了美國，孩子怎麼辦？我的畢業論文呢？我在這裡的人際關
係呢？而且為什麼我明明知道有很多事要做，但我現在一件事都不想
做呢？我只想逃避，我只想離開這裡，徹底躲起來……。

　　寫到這裡的時候，湘琪的腦海裡突然閃過一個念頭，其實她害
怕的不就是事情做不完嗎？那是不是分清主次，一步步地把這些事情
處理完就好了？與其在這裡心煩，不如現在就開始解決，而且反正情
況已經這麼不好了，也不一定每件事都要做到盡善盡美。

　　「不用盡善盡美」，想到這裡，湘琪覺得一下子輕鬆了不少。
如果不追求完美，那每件事處理起來好像都不太難。湘琪心情舒緩了
許多，眼淚早就沒有了，只是臉上還有些淚痕。

三、亂了陣腳，只因為沒有分清主次

　　「哪些事情對我來說是重要又緊急的呢？」湘琪一邊想，一邊
把想法記下來，她的思路好像從來沒有這麼清晰過。寫作帶著她思
考，幫她理清想法，促使她一步步往前走。

　　家庭對我來說是第一位的，工作是第二位的，學習和社群要排
在工作後面。就緊急程度來說，去美國和寫畢業論文是特別緊急的，
其他的事倒還好，社群可以先放一放。因為有老人和保姆在，照顧家
庭也不是什麼大問題。健身和去迪士尼樂園更不是非要馬上解決的問
題。

　　看起來，重要又緊急的就是去美國和寫畢業論文這兩件事了，
那就簡單多了。湘琪覺得心裡的一塊大石頭落了地。

　　還是要抓住去美國的這個機會，因為我可能一輩子也就遇到這

一次輪調出國工作的機會，而且這次是公派輪調，這段經歷對以後升職加薪都有幫助，所以這個機會我一定要把握住。

畢業論文也一定要完成，如果能儘快拿到碩士學位，我就可以去考中級職稱，在這之後，公司會重新編定職級職務，這對我以後的職業發展也是有好處的。而且學歷是個硬指標，早一天拿到肯定是更好的，所以這件事一定不能拖延。

想清楚了最重要的兩件事，湘琪重新振作起來，信心滿滿。

那麼現在就很清晰了，最主要的就是要解決去美國和寫畢業論文的問題。

（1）去美國的問題。

簽證、機票、住宿、出行前的準備這些都不用太擔心，公司的行政人員會幫忙處理；英語也不用害怕，大不了去了那邊再突擊學習。我需要做的是在走之前跟部門同事告個別，一來讓大家知道我要去美國，有半年時間不在；二來讓他們了解我輪調去美國工作了，如果未來有好的、適合我的機會，他們就會首先想到我。

（2）寫畢業論文的問題。

其實這種在職碩士的畢業論文，要求並不是很高，只要不是抄襲，字數和內容能達到標準，差不多就能通過。按目前的情況來看，用半年的時間寫出有學術高度的畢業論文也不太現實，不如就結合工作和這兩年的學習，談談我對某一個問題的看法。2萬字倒不是太大的問題，每天寫2000字左右，差不多兩周就完成了。

這兩件事處理完，其實就還剩一些收尾的事或者順帶著做的

事。媽媽社群我可以指定一個人作負責人，我退居二線，現在球球媽和蓉寶媽都很積極，也有空閒時間，完全可以在我去美國的這段時間繼續經營好社群。而且我去了美國後，可以帶回很多美國父母培養孩子的經驗，到時候，我依然是這個社群的引領者。

借著出國這個機會，我可以讓老公送我，跟我一起去一趟美國。他現在正處在創業的低谷期，可能走入了「死胡同」，我帶他出去散散心，也正好看看美國那邊的情況，也許還能尋求一些合作。即便沒有合作，出去走走也有利於他沉澱想法，重新出發。

去了美國，生活會比較有規律，也沒有什麼負擔，這半年應該有很多機會去健身，所以堅持下來應該也不算太難。

因為有半年時間在美國，老公可以帶著孩子來美國洛杉磯的迪士尼樂園，在淡季來，可能費用也並不會比去上海迪士尼樂園多多少，而且一家三口在美國團聚，想想都挺美的。

湘琪愈寫愈開心，原來比山還重的壓力，現在像羽毛一樣，幾乎完全沒有重量了。在寫作的過程中，湘琪也想清楚了一件事。一年前，她生完孩子重返職場，本來覺得自己已經是當媽的人了，不可能再有什麼大的突破了，做好本職工作就好。但現在她不這麼想了，她的鬥志重新被點燃了，她要拿到碩士學位，要輪調去美國工作，要讓孩子有更多的機會和更寬的眼界，要把自己的小家建設得更好……。

她給文章畫上一個句號，然後輕輕合上了電腦。她再次撥通了老公的電話，不過這一次，她想要傳遞的不是自己的恐慌，她要告訴老公，眼前的困難都是暫時的，他們一定能找到解決的辦法，扎扎實實走好每一步。

畫重點

透過寫作找回初心

　　湘琪為什麼感覺有壓力，是誰逼著她做什麼了嗎？好像沒有，壓力都是她自己給的，她有太多事沒做，這些事就好像一個一個的包袱壓在湘琪的身上。終於，她背不動了，感覺自己要崩潰了。

　　其實，湘琪並不比別人更慘。相反，她是有太多機會擺在面前卻不知如何選擇。因為她的拖延症，她的生活節奏被打亂了。當機會來臨的時候，她才突然發現，原來自己的生活一團糟，她好像根本接不住這個機會。

　　湘琪需要徹底改變，她需要想清楚事情的輕重緩急，需要弄明白哪些事情可以放棄，哪些寸步都不能讓。更重要的是，她需要告別拖延，從現在開始行動。因為只有開始做，事情才會一點一點地被解決。只有從根本上改變拖延的毛病，她才能消除壓力，才能得到療癒。

　　湘琪透過寫作療癒緩解了自己的壓力，也開啟了改變之旅。

寫作療癒練習 13

給自己列一個三個月計畫

　　給自己列一個三個月計畫。在未來的三個月，你有什麼事要做？有什麼目標要實現？把它們統統寫下來。除了列計畫，你還要寫一寫到底要怎麼做才能把這些計畫都完成。

寫作 OK 繃

1. 為什麼你的計畫清單裡的好多事計畫了很久卻沒有實行？想一想你遇到了什麼問題。

2. 如果是拖延的問題，請你列出有哪些問題亟待解決。

3. 問問自己什麼是最重要的。如果只能讓你選一個目標，你會選什麼？

4. 透過目標反推哪些事是重要且緊急的，先集中力量找到完成這些事的辦法。

一、害怕真相的大泳

大泳最近總是胸口痛。本來他沒太在意，但是去醫院做了一系列檢查後，大泳的恐懼感一點一點地增加了。他在文章中記錄了自己這一天心情的起起伏伏。

本來沒覺得有問題，但家人不放心，總是催著我去醫院檢查，為了讓他們放心，我就去了。醫生開了一堆診療單，要我做很多項檢查。好不容易把這些檢查都做完，醫生看了我的檢查報告，說可能是心臟的問題，要做進一步的檢查。

各項檢查做了整整一天。我在醫院各個樓層之間穿梭。檢查到最後，我竟然感到一陣精神恍惚。人真的很脆弱，頭腦再聰明，心態再樂觀，也免不了走向衰老和死亡。

死亡是一個很可怕的字眼。曾經覺得這兩個字離我很遙遠，但是今天在聽到醫生說我心臟可能有問題的那一刻，我才發現也許死亡並非那麼遙遠。我才活了30多年，我還不想死，我要活下去。

寫到這裡，大泳覺得心臟又開始不受控制地狂跳了。他按著胸口，起身給自己倒了一杯熱水。最終的診斷結果明天才能出來，這一晚他真不知道怎麼過才好。

二、寫作是他的「樹洞」

大泳是家裡的支柱，他不想讓別人看見他脆弱的一面，於是，文字就成了他傾吐心聲的途徑。他把自己的擔憂和壓力都寫了下來。

如果確診是心臟病，我以後可能時刻都需要注意，情緒不能太過激動，身體不能太過勞累，要多休息。這樣一來，工作和家庭中的許多事情都會受到影響，比如，一定要避免加班，避免抬舉重物，避免熬夜，飲食也要有所調整。如果真得了病，我就不能全力以赴地工作了，也無法照顧妻子和孩子。假如連我自己都需要別人照顧，那我的家人該怎麼辦？我真的不敢想。

身體沒了，其他的一切都沒了。這樣一來，工作勢必受到牽連。目前我正處於職業發展的關鍵時期，能否升職就看這半年的成績了，如果這個時候我因為身體原因而選擇療養，那就等於跟升職說再見了。

另外，家裡剛有了第二個孩子，兩個孩子都需要照顧。妻子剛剛生產完，更是需要休養。家裡的各種負擔都壓在了我一個人身上。如果我身體健康，那麼以我現在的收入，這一切都不算什麼；但如果我生病需要治療，就會引發一連串的問題，恐怕整個家都會垮掉吧！

大泳認真地分析了當前的形勢，將其寫下來後，他發現情況比他預想的還要糟糕。

這場病來得真不是時候。

大泳喝了一口水，接著往下寫。

沒有比這更糟糕的事情了吧。我不敢和家人傾訴，我怕他們知道我的狀況後會比我還要消極。我要自己想辦法解決問題，也要想辦法控制好自己的情緒。回到家，我應該表現出什麼都沒有發生過的樣子，這樣家人才不會感到恐慌。我是家裡的支柱，不能讓家人為我擔心。

三、寫出來就不疼了

「怎麼辦？怎麼辦？怎麼辦？」大泳連著把這個問題寫了三遍。他的大腦飛快地運轉著。他知道遇事不能慌張，只有沉住氣，才能找到解決問題的辦法。

是啊，最慘的境地也無非就是這樣了。身體不好，升職加薪受影響，但是反過來想想，不升職加薪又能怎麼樣呢？公司為我繳納了醫療保險，另外，就算得了很嚴重的病，我自己還有重症醫療保險，既然這樣，又何必擔心家會垮掉呢？

家裡有專業保姆幫忙帶孩子，等孩子大一點兒，妻子就可以重回職場。所以即便我最近壓力大一點兒，等妻子重新開始工作，一切都會慢慢好起來的。

這樣看來，我也沒有多慘，最怕的是疾病沒把我打倒，我自己先被嚇破了膽。妻子剛生完孩子不久，正是脆弱的時候，我可不能把消極的情緒傳遞給她。再說了，我一個大男人，難道還解決不了這點兒問題嗎？

沒有人能幫我，那麼我就要靠自己來解開這一團亂麻。

該來的總是會來，最好的應對方法就是面對現實。如果能把最糟糕的狀況都想到，做好最壞的打算，那麼一切就有可能往好的方向發展。想到這裡，大泳做了幾次深呼吸，又接著寫下自己現在的感受。

對我來說，解決這個問題首先要放下恐懼。我一直接受不了這個事實，我不相信自己的身體會出問題，尤其是心臟，我的心臟從來沒有出過毛病。當我聽到醫生說可能是心臟的問題的一瞬間，我感到

悲觀、焦慮，那種感覺就像突然被人宣判了死刑。

可是仔細回想一下，醫生只是說心臟可能有問題，只是可能，並沒有說一定是心臟病。況且心臟的問題也有大有小，我最近確實有些勞累過度，說不定調整一下就會恢復過來。

也許是心理暗示起了作用，此刻的大泳竟覺得胸口不再疼痛了，這讓他更有信心面對明天的檢查結果了。

想通了這些，事情就好辦多了，恢復了鬥志的大泳決定拿出工作中不服輸的勁頭來面對接下來的一切。

我今天之所以會這樣焦慮，是因為我不敢面對得病的事實而放大了自己的恐懼，這種恐懼反過來影響了自己的心情和狀態，進一步加劇了疼痛。是我讓自己陷入了這樣的惡性循環之中。

不管發生什麼，我一定要有清醒的頭腦、堅強的意志。之前我看過很多新聞，說很多絕症患者在知道自己的病情後，不是輸給了病魔，而是敗給了恐懼。所以從現在開始，我要做自己身體的主導者。就像電影裡說的那樣，「我命由我不由天」。

大泳寫下了未來的安排。

我明天早起去看結果，無論是大問題還是小毛病，切記不能太過激動，要積極配合治療，盡全力以最快的速度恢復健康。沒有好習慣自然不會有好身體，所以從今天開始，我每天都不能熬夜，晚上11:00前必須上床睡覺，早上早起一小時晨跑鍛鍊身體，還要戒掉咖啡，戒菸，少喝酒，多吃蔬菜。

對於升職，我要保持平常心，盡自己所能做好當前手邊的工作，不要將這次升職看得太重。如果現在的工作能完成得很好，那麼上級自然會考慮我的晉升問題。

如果我的檢查結果不太樂觀，需要住院甚至進行手術治療，那麼我就要做好萬全的準備，儘量不給家庭增加額外的負擔。能自己獨立完成的就獨立完成，不能完成的可以雇用看護員，公司還有一筆獎金沒有發下來，如果手頭比較緊，可以預支出來用作治療費用。另外，明天我打個電話問問行政經理，了解一下醫保政策。

　　現在最重要的是要給家人信心。如果真得了病，我也不會隱瞞，但我會表現出樂觀積極的一面，只要我積極面對，一切就都會好起來的。

　　寫完最後一句，大泳看了一下時間，馬上就要到晚上11:00了。他關掉電腦和手機，這麼久以來，他頭一次早早地躺在床上。經過這一天，大泳明白了一件事：再大的困難，你只要勇敢面對，就會發現它沒有什麼大不了的。

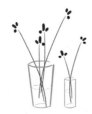

真實情況也許沒有想像中的那麼可怕

　　大泳懷疑自己得了心臟病，他非常恐懼地等待著醫院的診斷結果。他不敢想像，如果真的得了心臟病自己要怎麼面對。他如今上有老下有小，萬一他有什麼大問題，這個家該怎麼辦才好呢？

　　其實，不管大泳怎麼想，他都改變不了檢查結果，他唯一能做的，就是去面對一切可能出現的結果。

　　大泳先是讓自己保持頭腦冷靜，然後分析了不同結果的影響和可能的應對方法。當把一切都安排好之後，他感到心中的一塊大石頭落了地。很多時候，人都是在自己嚇自己，真實情況也許沒有想像中的那麼可怕。把害怕的事都寫下來，我們可能反而就不害怕了。透過寫作，把問題分析清楚，自己也會得到療癒。

寫作療癒練習 14

人生中最大的一次挫折

　　每個人都會遭受失敗和挫折，但每個人採用的應對方法都不盡相同。回想一下，你過去或者現在都遇到過什麼挫折，你是怎麼處理的。請以「人生中最大的一次挫折」為題寫一篇文章，記錄這次挫折，分析其產生的原因並找出應對方法。

寫作 OK 繃

1. 如果這件事已經過去了，那就請你回憶當時的恐懼和擔憂，寫得愈具體愈好。

2. 回憶過去是一種「復盤」，分析一下，當時哪些地方你做得比較好，哪些地方你做得不夠好。

3. 透過記述「人生中最大的一次挫折」，想一想，你內心最怕的是什麼？為什麼你有這種恐懼？

第三節　釋放壓力的寫作

一、悲觀厭世的宗樸

宗樸最近遭遇了人生的重大變故——老公有外遇了。如果這個女人年輕漂亮也就算了，誰知道居然是一個比自己年紀大、長得也不好看的女人。宗樸覺得這是一個天大的笑話，這樣的事情讓她無法接受，她把自己的感受都寫在了日記裡。

真的不敢相信，我居然會遇到這麼「狗血」的事情。我接受不了，也不甘心，他們欺騙我，毀掉我的婚姻和家庭，我不能讓他們好過。

我總是心口疼，晚上睡不著，一閉上眼，腦海裡全是過往美好生活的畫面。我感覺自己快要喘不過氣了，每天醒來後，都希望這是一場夢。

已經是深夜12:00了，宗樸在日記裡寫下這些文字後關掉電腦，和衣躺在床上。她睡不著，兩隻眼睛死死地盯著天花板。夜深了，外面傳來汽車飛馳而過的聲音，這一刻，她覺得自己已經被全世界拋棄了。

家人看宗樸日漸消瘦，精神不振，都紛紛勸慰她，希望她能早日走出婚姻失敗的陰影。可往往沒說兩句，宗樸就翻臉了。別人如果說：「你要想開點。」她就衝別人嚷嚷：「我怎麼想開？想開了也改變不了我成為『棄婦』的事實。」別人如果說：「自己的身體重要，對象還可以再找。」她就會歇斯底里地吼道：「男人算什麼東西！我還要男人做什麼？」

時間久了，便沒有人再勸她，更沒有人願意聽她傾訴。宗樸感到自己有一身的怨氣卻無處發洩。而這種怨氣慢慢變成了一種壓力，壓得她喘不過氣來。

實在是憋得難受了，宗樸就從床上爬起來，打開電腦，把心裡想說的話都寫了下來。

我還能怎麼辦，短短幾個月，生活發生了翻天覆地的變化。振作？都要我振作，可是誰能懂我，每個人都過得有滋有味、幸福美滿，而我呢？沒有人可以理解我，沒有人願意接我的電話，沒有人願意聽我發牢騷。我覺得如果再不讓我說出來，我真的會走向極端。

宗樸寫下這些內容後，側頭望了望窗外。城市的夜生活豐富多彩，雖然已是深夜，但外面仍亮著星星點點的光。每個人都有自己的歸宿，宗樸覺得唯獨她像個孤家寡人。宗樸愈想愈覺得淒涼，這麼多溫暖的燈，卻沒有一盞跟自己有關。

二、沒有比文字更好的聽眾

回床上躺了一會兒還是睡不著，宗樸再次披著衣服起身，打開電腦繼續寫。

不知道我是不是得了憂鬱症？我缺乏生活的勇氣，不敢面對現實，不想活下去……不能被他人理解，彷彿沒有人和自己處於同一個世界，這種孤獨感，沒有經歷過的人是體會不到的。

一開始所有人都同情我，後來所有人都躲著我。我知道他們認為我是自討苦吃，我也明白，一個女人不能只為婚姻而活，可我也不知道自己這是怎麼了，可能真的是因為之前太天真，從來沒有心理準備；也可能是因為自己的心理承受能力太差，接受不了這樣的現實。

我也不知道這幾年自己怎麼變成這樣了，結了婚就迷失了自己，離了婚就徹底放棄了自己。

不知道什麼時候，宗樸的眼淚流了下來，她起身抽了一張衛生紙，擦了擦眼淚。寫了這麼多，她覺得心裡好受了一點，情緒也穩定了很多。

我討厭現在的生活，但是我更討厭現在的自己，不僅一無所有，還無比懦弱。之前我還嘲笑別人在遭遇婚姻變故時要死要活的，可是真的輪到自己了，我怎麼也像爛泥一樣扶不上牆呢？曾經的我不是這樣的啊！

寫到這裡，宗樸突然回憶起曾經的美好時光。對啊，那些美好的曾經——青春洋溢的大學生活，結婚前和閨蜜難忘的旅行，在完成公司的第一個項目時老闆專程從法國過來為自己慶祝……。

往事歷歷在目，回憶的這些畫面讓她覺得溫暖，她忽然感覺自己好像不那麼悲觀厭世了。窗外的風吹動了窗簾，眼前的一切都是那麼安靜平和，這一刻，世界好像重新回到了正確的軌道上。

對啊，大學的時候我還是大家口中的「校花」呢！記得有個男生給我發了告白簡訊，然後又馬上補了一條，說自己說發錯了。膽子這麼小，怎麼追女孩子？我還記得和青青一起去烏鎮，我們坐在小船上，當時是三月，空氣裡滿滿都是春天的味道。年輕真好。

後來，我遇到前夫，不，遇到那個「渣男」。那時的他很陽光、很有魅力，他曾經說過願意照顧我一輩子，我也很享受他對我的關懷。

他這個人，本來是挺好的，但這兩年做生意賺了點兒錢，就飄飄然了。這兩年，我們的生活愈來愈好，房子愈換愈大，車愈來愈

貴，我們的感情反而愈來愈差。有時候我們一個月也見不了一回，見了面就吵架。

宗樸回憶起這幾年的婚姻生活，發現其實問題一直都存在，只是自己視而不見。

說白了，兩個人缺乏溝通，最後肯定要一拍兩散，只不過我沒有想到是以這種形式結束。很明顯，他是這件事裡的過錯方，但是我不也早就對這段婚姻失望透頂了嗎？就算他不出軌，我們的婚姻不也是名存實亡嗎？

這樣一想，宗樸心裡稍微好受了一點，但沒過一分鐘，之前的傷心、憤怒又回來了。宗樸還是不能原諒這個曾經與自己山盟海誓的人。

畫圈圈詛咒他們。

算了算了！既然都這樣了，我也要不去管別人的事了。看看我現在的樣子——油膩、消沉、絕望、頹喪。所以，結束這段婚姻也是好事，離開他，我就自由了，我要重新開始，做一個美美的中年女人。

寫到這裡，宗樸發現自己真的想通了。她起身倒了一杯溫水，一口氣喝完，整個身體都變得暖暖的。原來文字就是最好的「樹洞」，可以耐心地聽你傾訴。

三、神奇的寫作減壓術

「接下來的日子該怎麼過呢？」剛剛有了信心的宗樸問自己。

「接下來的日子不會更壞了，離個婚有什麼可怕的？」站在局外人的角度，宗樸反而能看清自己。

　　我還是太愛鑽牛角尖了，一直把婚姻當作自己的全部。現在婚姻沒了，我就以為一切全完了。其實根本不是，留得青山在，還怕什麼呢？三條腿的青蛙不好找，兩條腿的男人還不好找嗎？

　　寫著寫著，宗樸把自己逗笑了。

　　不過就是重新恢復單身，還能怎麼樣呢？離開那個不愛我的男人，我一樣能過得很好。我最美的時候就是結婚前單身的時候，反倒是結婚的這幾年裡，整個人邋裡邋遢、不修邊幅。現在出門，很多人看到我都叫我大姐。

　　桌上正好有一面小鏡子，宗樸順手拿起來，發現鏡子中的自己很憔悴，眼角有細紋，臉上有些暗淡。是的，因為婚姻的變故，宗樸已經很久沒有關注過自己這張臉了。

　　我明天就要去健身。過去二人世界的時候，他不愛運動，我自己也懶得去健身房。現在一個人了，我一定要把身材練好。不管外面怎麼變，只有好身材是自己的。對了，上個月有個朋友約我爬山，當時我心情不好，連想都沒想就拒絕了他，現在可以把戶外運動也安排上。

　　換個角度看，變故或許也是一次轉機，宗樸甚至有些期待今後的生活了。

　　之前我真的太可笑了，居然悲觀厭世。活著多好，活著才能看到更多的風景。像過去那樣悶在家裡，簡直是坐「大牢」。

　　寫到這裡，宗樸按一下存檔按鈕，她生怕好不容易寫出來的東西丟了。

　　夜已經很深了，她還想給媽媽打個電話，老人家一直很掛念她。想了想，她又把電話放下了，不急於這一個晚上，有事明天再說

吧。她又回到電腦前，準備寫下最後一段。

　　歌詞裡說，「離開錯的才能和對的相逢」，還真是這樣。過去我總覺得自己是受害者，現在看來，我反而是個「受益者」。要不是這次變故，我可能還沒有勇氣離開錯誤的人。我也不知道未來我會遇到誰，會過上怎樣的生活，但是我知道，過去那種無休止的黑暗生活，我是再也不願意回去了。

　　寫完最後一個標點，這篇文章就算是完成了。寫作的過程就是一場救贖，宗樸覺得自己現在像剛被人從泥坑裡拉出來一樣。她用溫水洗了把臉，貼上很久沒用的面膜，然後換上舒服的睡衣躺在床上，心平氣和地閉上了雙眼。很快，睡意襲來，她真的累了，蓋著柔軟的被子，她沉沉地進入了夢鄉。

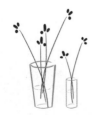

畫重點

動嘴不如動筆

宗樸是怎麼從婚姻失敗中走出來的呢？她靠的不是喋喋不休的傾訴，而是寫作。透過寫作，她不但發現了婚姻中的問題，還重新規劃了未來的生活──這給了她從痛苦中走出來的勇氣。

每個人都有壓力，只不過有些人善於排解壓力，而有些人只能任由壓力愈積愈大卻毫無辦法。如果你也像宗樸這樣，不如現在就開始寫作，讓寫作療癒在你身上發揮作用。

寫作療癒練習 15

我如何度過倒楣的一天

　　有時候，我們把負面情緒產生的原因歸結為倒楣。比如你早上剛丟了手機，正煩著呢，到辦公室莫名其妙地被主管訓了一頓；中午心不在焉，又劃破了手。你可能會覺得諸事不順，這真是倒楣的一天！但事實上呢？也許是負面情緒影響了你。請以「我如何度過倒楣的一天」為題寫一篇文章，說說你的遭遇。在回憶這一天的同時，請試著提出一些比較有效的應對方法，這樣下次再遇到這種情況的時候，你會處理得妥當一些。

寫作 OK 繃

1. 每個人都有倒楣的時候，把自己的辛酸苦辣都寫出來，讓情緒恢復平靜。
2. 有時候倒楣是因為外力，有時候倒楣背後有深層次的原因。想一想，你是因為運氣不好，還是因為其他原因才這麼倒楣？
3. 你覺得你應該怎麼做才能讓自己的運氣好一點兒呢？請把你的想法寫下來。

第四節　解決問題的寫作

一、難受就去寫作的永慧

午後，永慧和兒子發生了一場「戰爭」，「戰爭」以兒子丟下一句「以後再也不用你來管我」並重重關上門告終。永慧呆坐在客廳中央，她想不明白為什麼自己為兒子付出了一切，換來的卻是兒子的反感與不滿。

永慧愈想愈心酸，她需要把自己憋在心裡的話馬上寫出來。

我明明是為了他好。

她在文章裡寫下了事情的來龍去脈。

從晚上8:00開始，我就放下自己的所有事情，專心陪在他身邊，和他一起寫作業。他渴了我馬上去倒水；想吃水果，我就把各種水果擺得整整齊齊地遞到他手邊；有不會的作業，我到處幫他查找答案。可就是這樣，他居然還偷懶，邊寫邊玩，寫了四個小時了，一半的作業都沒有完成！

他不僅在學習上偷懶，脾氣也見長，我就說了他一句，他就生氣了，撕掉了作業，還把筆也扔了，哭著喊著怪我管得太嚴，一點兒自由都不給他。可如果他是個勤奮用功的孩子，我還用得著這樣嗎？我也不願意每天都把時間耗費在和他「鬥智鬥勇」上。可是我不盯著他寫作業能行嗎？在我眼皮子底下都這樣偷懶，不看著他還不知道會成什麼樣。馬上就要中考了，他再不努力就晚了。

寫完事情的經過，永慧再一次回憶起剛才的場景，孩子的每一句話、每一個表情都像是一把刀扎在她的心上。想起跟老公離婚後這些年自己撫養孩子的不易，永慧的眼淚奪眶而出，一滴一滴地落在鍵盤上。

二、用寫作尋找答案

為什麼孩子變得這麼不聽話呢？

永慧在文章裡問自己。寫下這個問題後，她腦海裡閃過兒子蹣跚學步時撲進她懷裡的場景。永慧痛苦的臉上露出一絲微笑，她覺得自己應該把和兒子相處的點點滴滴都寫下來，或許答案就在這裡面。

我和孩子的關係一直都不錯，他也很依賴我。從上幼稚園、小學，到現在上中學，我都堅持接送他，風雨無阻。我就是想讓他知道，無論什麼時候，媽媽永遠都陪在他身邊。可是自從上了初中，事情就變得不一樣了。我們不再像從前一樣無話不談，他也再不會撲進我的懷裡讓我抱一抱。他有時候會主動關上房門，不讓任何人進去。週末的時候，他還會偷偷地溜出去玩，也不告訴我去了哪裡。

是啊，孩子大了，有自己的祕密了。但是我真的很不放心。一是到了初中，課業一下子變得繁重起來。如果不能及時適應這樣的學習環境，考上一所明星高中恐怕就成了奢望。考不進明星高中，考上一所好大學的機率就更小了。二是我很怕他進入青春期後變得叛逆，沉迷遊戲而厭學。作為單親媽媽，我更要負起監管孩子的責任，他可千萬不能學壞啊！

寫下「監管」兩個字後，永慧感覺有一點兒不對勁。回憶了一下，她才想起來，這個詞是兒子最近經常和她說的，而且他每次說的時候情緒都非常激動，責怪她把自己當成犯人一樣看管。難道問題出在這裡？永慧接著往下寫。

我是在監管他嗎？我覺得我做的這些都是一個母親應該做的事情啊！對了，似乎有一次他說過，覺得自己隨時都被一雙眼睛盯著，認為自己喪失了自由。有人關心就是喪失自由了？這完全是強詞奪理，我現在巴不得有人關心我呢！

雖然還沒想清楚問題的答案，但至少提出了一個好問題。永慧順著這個方向繼續想，她希望借助文字走進孩子的內心，了解孩子是怎麼想的。

要是說監管，我的確有點兒恨鐵不成鋼。每次看到他的成績單，我就莫名地有很大的壓力。別人家是父母一起輔導孩子，我呢？我不僅要上班，要給他做飯，還要輔導他的功課。說實話，我每天都處於精神高度緊張的狀態。自從他升入初中，我就開始莫名地焦慮。頭兩次模擬考試，孩子的成績都不太理想，我急得不得了。一方面，我怕這個成績會打擊孩子的自信心，讓他從此認為自己不是學習的料，不願意再努力；另一方面，我看到其他孩子的成績那麼優異，就希望自己家的孩子能趕緊迎頭趕上。

現在，孩子是這個世界上和我最親的人了，我特別希望他能成才。所以每當孩子做與功課無關的事情的時候，我都特別焦躁，我就想如果他能把這些時間用在學習上該有多好。我恨不得替他學習，替

他去考試。可能在這個過程中，我也把自己急切和不安的情緒傳遞給了他。

我是不是給了孩子很大的壓力？

最後這個問題讓永慧徹底清醒過來，和孩子的關係急遽惡化的原因，就是她把自己的壓力全部轉移到了孩子身上。他才13歲，本不應該承受這些。

三、寫作，讓一切水落石出

既然問題的根源是壓力，那麼這些壓力是從哪裡來的？為什麼自己會有這麼大的壓力呢？

好奇怪，我身上的壓力是從哪裡來的呢？

永慧繼續用文字剖析自己。

之前，我並不是一個焦慮的媽媽，也不會無緣無故地拿自己家孩子和其他孩子來比較。我相信人生的成功不在於走到多高的位置，而在於生活得有多快樂。

孩子在小學階段成績一直都不錯，每次開家長會，孩子都是被表揚的對象，這讓我的虛榮心得到了很大的滿足。升入初中後，孩子好像不太適應，成績也從班裡的前幾名變成現在的中等偏下，我無法接受這種落差，似乎這是一件非常沒面子的事情。

還有，在內心深處，我覺得孩子成績下滑跟我和孩子的爸爸離婚也有關係。雖然我儘量避免離婚對他產生影響，但是他肯定也能感覺到家裡的變化。離婚之後，我對孩子看管得更嚴了，這反而讓他產生抵觸心理，他的成績應該也是從這個時候開始下滑的。

　　寫到這裡，永慧緊張起來。「沒面子」、「抵觸」、「成績下滑」，這些詞語像一把把尖刀扎在她的心上。如果不是寫下來，她根本不會發現，自己所謂的關心，所謂的對孩子好，其實已經變成了孩子的一種負擔，甚至已經變成了孩子成長路上的絆腳石。

　　成績不能代表一切，我的焦慮並沒有對他的學習起到任何促進作用，相反，因為我錯誤的管教方法，孩子已經離我愈來愈遠，我不知道他在想什麼，不知道他想做什麼，也不知道如何跟他溝通。我愈想做一個合格的母親，就愈做不好。

　　永慧的文章，由對孩子的責備變成了對自己的責備。她愈寫愈明白，道理其實非常簡單──孩子的反應就像一面鏡子，照出了她在管教孩子上的不成熟。再怎麼說，這都只是一個十幾歲的孩子，母親應該是孩子最溫暖的港灣，而不是壓力的施加者。

　　我真的要好好反思一下自己。另外，我應該好好跟孩子談一下，我會跟他道歉，也希望他能理解媽媽的苦衷。

　　下午6:00，孩子還沒有回家，永慧有點兒擔心。放在過去，她早就一個個給孩子同學的父母打電話了，但是今天，她告訴自己要相信孩子，相信孩子有處理情緒和問題的能力。

　　從今往後，這個家不再是給他施加壓力的地方，我會和他一起面對問題，一起解決問題。媽媽是孩子最堅強的後盾。

　　即便這樣，永慧還是忍不住擔心。

　　等孩子回來，我應該做出表率，真誠地跟他道歉。我要讓孩子知道，媽媽是一個願意改變的人。除此之外，我應該學會和壓力共處，並控制自己的焦慮，這是我應該完成的功課。如果我實在感到焦

慮，我就可以像今天這樣，把心裡的不安和恐慌寫下來，等自己平靜了，再去和孩子對話。

正想著，有敲門聲響起，孩子在門外說：「媽，我回來了！剛才是我不對，不應該摔門出去。」

聽到孩子懂事的話語，永慧的眼淚再次不爭氣地流了下來。她趕緊跑去開門，門外的孩子臉凍得通紅，臉頰上還有淚痕。

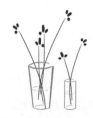

畫重點

不安的時候，就坐下來寫作

　　永慧心裡有怨氣、有疑惑，但她沒有任由情緒發酵，而是立即坐下來寫作，因為她知道，只有把問題消滅在萌芽狀態，問題所造成的損失才是最小的。其實問題的答案就藏在現象的背後，兒子漸漸長大了，她還在用老方法對待他，這肯定是不行的；而且她把自己焦慮的情緒傳遞給了兒子，引發了母子的矛盾。借助文字，永慧找到了矛盾的根源。

　　寫作即療癒，只要你寫起來，一切都會朝著好的方向轉變，這就是寫作療癒的神奇力量。

把一直困擾你的問題寫出來

　　人每天都會遇到很多問題，問題有大有小，有的問題一轉眼就過去了，而有的問題可能會困擾你很久。想一想最近有沒有什麼問題一直在困擾你，它是什麼？到底是什麼原因導致的？試著把這個問題寫下來，在寫的過程中，你也許會有新的發現。

寫作 OK 繃

1. 從問題表面看是你正視的問題，但實際上，問題背後可能有你一直在逃避的東西。
2. 把問題掰開了、揉碎了想一想，問題的關鍵到底是什麼？自己做什麼可以改變現狀？
3. 從問題內部尋找答案，而不是簡單地提出解決方案。
4. 如果認識到了問題，那麼從今天開始，就試著解決問題吧。

療癒加油站

開始寫吧！
文字有神奇的療癒力量

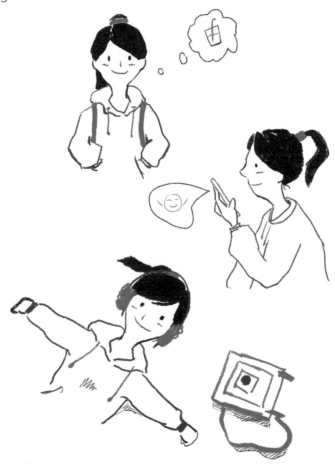

心理學小課堂

一、什麼是負面情緒

　　人總會遇到這樣或那樣的問題，這些問題都會使人產生各類情緒。有些情緒比較簡單，如高興或者傷心；而有些情緒就比較複雜，如糾結、不甘等。人的情緒會隨著事件的變化而變化。

　　在心理學中，情緒被分為正面情緒和負面情緒。正面情緒包括高興、積極、滿足等，正面情緒可以帶給人愉悅的體驗；負面情緒包括緊張、憤怒、沮喪、悲傷、痛苦等，之所以稱之為負面情緒，是因為此類情緒帶給人的體驗是不愉悅的，人在深陷負面情緒時，身體會有不適感，有些負面情緒甚至會影響工作和生活。

　　有了負面情緒就要及時排解。一般情況下，隨著時間的推移，負面情緒會自己消散，不需要額外的干預。但有的負面情緒比較頑固，不容易排解。如果一個人長期處於壓抑、糾結的狀態中，負面情緒也有可能長期存在。

二、如何應對負面情緒

　　本章的四個故事分別從時間規劃、放鬆精神、釋放壓力和解決問題這四個方面講解了如何用寫作正視問題，應對負面情緒。

　　（1）每一件未完成的事都會在潛意識裡給人壓力。本章的第一個故事說的是顧此失彼的湘琪，她因為沒有安排好時間而感到焦

慮。焦慮其實就是一種負面情緒，它會讓人裹足不前，逃避問題。

既然是時間安排的問題，那就從問題的本質出發，做好時間規劃。湘琪仔細考慮了幾件事的輕重緩急，發現只要按部就班，一件事一件事地完成，問題自然就能被解決。感到焦慮的時候就坐下來寫作，焦慮立即就能得到緩解。

（2）本章的第二個故事說的是緊張的大泳，他得知自己有可能患了重病，感到緊張、不安。緊張就會讓病好起來嗎？當然不會，緊張不但於事無補，反而會讓周圍的環境變得更加複雜，更不利於問題的解決。

大泳利用寫作分析了緊張背後的原因。他發現自己之所以緊張是因為沒有考慮周全，當他仔細考慮了每種可能的結果和應對方案後，他發現其實情況也沒有那麼糟糕。保持平常心就是最好的準備。

（3）本章的第三個故事說的是遭遇婚姻變故的宗樸。婚姻亮紅燈，這對誰來說都不是好事，宗樸也因此變得沮喪、消極，甚至動了輕生的念頭。陷入負面情緒的她迷失了方向，她的生活也受到了很大的衝擊。

依然是借助寫作，她理清了頭緒。婚姻變故是結束，也是開始，開啟一段新生活也不是什麼壞事。即便一個人生活，自己也還有文字相伴，也可以靠寫作跟自己對話。

（4）本章的最後一個故事說的是單親媽媽永慧。她把所有的心血都傾注在孩子身上，沒想到換來的卻是孩子的對抗和不理解。

永慧感到憤懣、失望，但愈是如此，她跟孩子之間就愈是對立。最後，透過文字，她發現了自己身上的問題，也找到了跟孩子正常溝通的方式。

借助寫作，永慧解決了棘手的問題。一方面，她不再患得患失；另一方面，透過寫作，她認識到自己不應該主宰孩子的人生，更不應該把自己的情緒強加在孩子身上。

三、做情緒的朋友

在現實生活中，沒有誰能保證自己一直處於正面情緒中，當我們遇到一些問題時，我們很可能會產生失望、悲傷、痛苦、糾結、憤怒、憂鬱等負面情緒。

負面情緒並不可怕，可怕的是這種負面情緒一直糾纏著你，擾亂你的生活，耗盡你最後一點兒力氣，最終把你踩在腳下。很多人的心理問題其實都始於某種負面情緒——內在的心理調節機制失靈，沒有處理好負面情緒，最終導致了更嚴重的心理問題。

應對負面情緒有很多方法，如尋求醫生的幫助，運動（有人認為運動可以促進人體分泌多巴胺，而多巴胺有助於對抗負面情緒），蒙著頭好好地睡一覺。當然，你也可以試試寫作療癒的方法。透過寫作緩解壓力，擺脫負面情緒，也不失為一種簡單易行的好方法。

（課後寫作練習：寫作接龍）

　　最近突然遇到很多煩心事，千頭萬緒，終於在今天早上，負面情緒因為一件小事而爆發了。（請按著寫下去）＿＿＿＿＿＿＿＿

_____

_____

_____

_____

_____

_____

_____

_____

_____

_____

_____

寫作提示

1. 可以用第一人稱（我）來寫，便於直抒胸臆。
2. 你可以選擇給別人看，也可以只給自己看。
3. 只有積極面對才能解決問題，所以一定不要隱藏任何祕密。在寫作的過程中，希望你對自己百分之百坦誠。

第六章

月有陰晴圓缺，人的情緒也有好有壞，這都是生活的常態。接納自己的壞情緒，不是壓抑和假裝不在意，而是用更積極的方式去排解它。

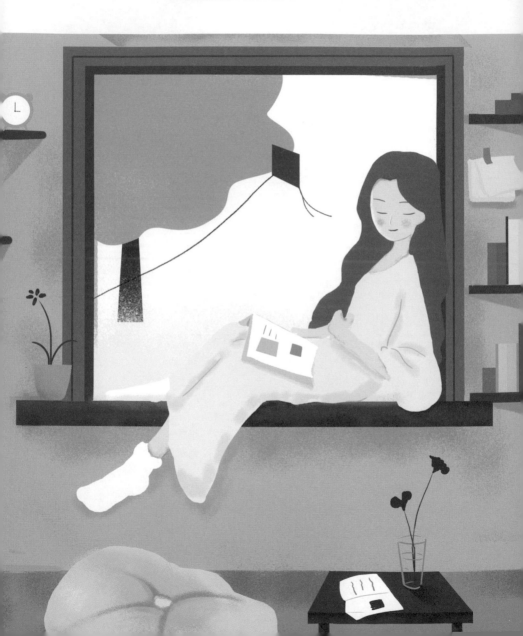

第六章

用寫作對抗
壞情緒

在現代社會，物質和精神生活日漸豐富，很多人卻愈來愈不開心，他們被生活中各種各樣的問題所困擾，苦悶發愁，甚至心生抱怨。可是很少有人仔細想一想，到底是什麼讓自己不開心？到底如何才能讓自己的嘴角再次上揚？

第一節　換一種方式吐槽

一、永遠活在抱怨中的小雲

「今天真喪氣！」

午飯過後，小雲坐在辦公桌前喝了一大口咖啡，想起中午發生的事情，她很憤怒。對面的同事小穎看到小雲臉色不太對，出於關心問了她一句。這下可好，一下子打開了小雲的話匣子。

「小穎，你今天幸好沒去食堂，不然會被氣死。」

看著小穎疑惑的眼光，小雲氣哼哼地對小穎抱怨起來。

「食堂的服務愈來愈差勁了，打飯的師傅三心二意，我明明要的是一份馬鈴薯，可是他給我打的卻是旁邊的茄子。我糾正他，他還一臉不高興，怪我沒有說清楚。

人的素質真的分三六九等，這種人就是無論怎麼樣都不會承認自己的錯誤。」

說到這兒，小雲又想起了自己的老公，昨天他們因為一件事鬧了點兒不愉快，於是小雲毫無保留地繼續往下說。

「就說我家王志，昨天洗碗的時候把我新買的盤子摔碎了。我就過去說了他一句，讓他稍微小心一些，不要粗手粗腳的，結果他竟然生氣了。難道道個歉就那麼難嗎？

聽不得批評，還挺有主見，有些人就是無法溝通。對了，你知道嗎？上周日我去上鋼琴課，因為我小時候學過一段時間，所以我有一定的彈奏習慣，可是教我的老師總想讓我按照她的方式去彈。我就和她爭執了一下，誰知道她竟然說教不了我，讓我另請高明……。」

小雲終於抓住了一個聽眾，喋喋不休地吐槽著各種不順心的事。她沒有注意到，對面的小穎從最開始的認真傾聽，逐漸變得心不在焉，到最後偷偷地塞上了耳機。

如果小雲看到小穎對她的傾訴這樣不屑一顧，說不定明天她又會和其他人抱怨小穎這個同事太不夠意思了。

二、抱怨是「精神鴉片」

漸漸地，沒有人願意和小雲聊天了。她和別人聊天的話題，永遠都是這些雞毛蒜皮的小事，而她的態度永遠都是在抱怨，好像全世

界都在跟她作對。

　　小雲的精神狀態也在無休止的抱怨中愈來愈差。她對很多事情都提不起興趣，無論是在家還是在公司，不說話還好，她只要一張嘴，絕對就是在發洩心中的不滿。小雲也知道，大家不願意聽她抱怨和吐槽，但是她發現，抱怨的時候她會有一種高高在上的優越感——對任何人和事，她都可以評價一番。這種感覺就像「精神鴉片」，明知道有害卻又戒不掉。

　　但抱怨傷害不了別人，只能傷害小雲自己。有一天，一個很久沒見面的老朋友看到小雲，很驚訝地問她最近是不是出了什麼事，為什麼看起來臉色這麼差。

　　小雲平時根本沒有時間關注自己，聽朋友這樣說，她趕緊去洗手間照了照鏡子。鏡子中的這個人臉色泛黃，雙眼無神，嘴唇也沒有一點兒血色。

　　「我這是怎麼了？」小雲喃喃道，她不敢相信自己變成了這個樣子。

　　小雲打電話給一個朋友，這次不是抱怨，而是請朋友給點建議。這個朋友是做心理諮商的，好像每次聊天都能一眼把小雲看透。

　　朋友很耐心地聽小雲講了自己的情況，她並沒有做評價，也沒有提出什麼建議，她對小雲說：「你之所以這麼頹廢，不是因為你遭遇了什麼，而是因為你主動選擇了這樣的生活方式。也就是說，是你自己一步步把自己變成了這樣。」

　　「我自己把自己變成了這樣？」這句話讓小雲想了很久，「我到底做錯了什麼？」

　　在她看來，吐槽和抱怨是她每天為數不多的快樂源泉，難道這

樣就會讓自己變老、變醜？不可能吧！

三、用文字抱怨，我打賭你寫不滿500個字

朋友最後給了小雲一個建議，如果下次再想抱怨，不要用嘴說，把抱怨寫下來。「我打賭你寫不滿500個字。」朋友說道。

小雲是個說起來就沒完的人，她當然不相信自己寫不滿500個字，於是她找來一個本子，真的開始用文字發洩心中的怨氣。

這幾天有什麼值得抱怨的事呢？小雲想了想就開始動筆。

昨天早上起來我就生了一肚子氣，和孩子說了很多次了，東西要擺放整齊。可是當我做完早飯後到洗手間一看，發現洗漱用品被隨處亂放，香皂泡沫被弄得到處都是，地上全都是水。我火冒三丈，想教訓孩子，可老公卻攔著我，怪我一大早就不讓他省心。真不知道是誰不讓誰省心！

還有，最近上班，我總是遇見一幫老頭兒、老太太跟我擠捷運，他們避開交通高峰期出門不好嗎？知道上班族有多辛苦嗎？就因為他們，我錯過了一班捷運，上班遲到了10分鐘，還被扣了500元，心情真是差到極點！

小雲一口氣寫了兩件事情，但她發現自己的語言太貧乏了，寫來寫去就是那麼幾句話。如果是平時對著同事抱怨，一件事情至少可以說上半個小時，可是今天不知道為什麼，當把抱怨化作文字，她實在不知道該寫些什麼，感覺翻來覆去就是那幾個詞。而且寫下來的文字，她也不想再看一遍。

另外，讓小雲覺得奇怪的是，為什麼寫之前一肚子火，寫著寫著火氣就慢慢消了呢？

　　為什麼我只寫了兩件事就不想再繼續寫了呢？我本來今天還遇到了好幾件不開心的事，可是不知怎麼的，我突然就不想寫了。看著剛剛寫下的文字，我覺得好無趣，我突然就有一種感覺：這都是什麼雞毛蒜皮的事情啊，也值得我把它們一一寫下來？我的關注點竟然都在那些完全沒有價值的事情上。難道生活中就沒有更值得我關注的事情了嗎？

　　怪不得同事都不願意聽我說話，不喜歡和我聊天。換作我，我也不願意聽到這些很瑣碎、很無聊的事情。

　　小雲第一次覺得抱怨是一件非常浪費生命的事情，她趕緊寫下此刻的感受。

　　用文字抱怨的時候，我既是抱怨者，也是那個傾聽的人。當透過文字把自己親身經歷的事寫下來後，我才發現，這些事根本不值得生氣，很多事完全不值一提。文字讓我成了一名旁觀者，當我從旁觀者的角度去看這些事的時候，我發現抱怨真的是一件很傻的事。

　　小雲繼續寫，她想用一名旁觀者的身分告訴自己應該怎麼做。

　　說出來和寫出來的感覺真的不一樣。說話的時候，嘴巴好像比腦子快，腦子還沒想清楚，嘴巴就說出來了；寫作的時候，腦子比手快，必須先想清楚，才能一筆一畫地寫出來。難怪朋友說我寫不滿500個字，壞情緒在寫的過程中都被消化了，的確沒什麼好寫的了。

　　以後再遇到類似的想要抱怨的事時，如果還是上面寫的這種毫無意義的小事，那我就要將他們從腦海中抹掉，並且要告誡自己，不要因此而產生抱怨，不要再去向其他人抱怨，也不要讓抱怨左右自己的情緒。

　　書上說，要改變那些能改變的，接受那些不能改變的。對於那

些我改變不了的事情，抱怨其實也於事無補。

　　寫到這兒，小雲又往深層次想了想：為什麼自己總喜歡抱怨呢？

　　抱怨和吐槽的那一刻，我的確有一種快感，好像全世界都在我的掌控之中。但這種「快感」有害且會讓人上癮。看看我現在的樣子，抱怨沒有讓我的皮膚變好，沒有讓我的身體變得更健康，反而讓我變得愈來愈消極、愈來愈悲觀。

　　好多人提醒過我，我也知道自己的問題。之前我不願意改，是因為我不覺得這會有什麼影響，不過現在看來，我必須做一些調整了，不然就真的沒有朋友了。可能大家也不喜歡跟一個滿身戾氣的人相處吧。

　　寫完這些，小雲像變了一個人一樣。她感覺身上的負能量被一掃而空。回過頭想想過去的這段日子，小雲突然笑了，過去的自己好像看透了一切，但實際上整天抱怨和吐槽反倒把自己置於真空中。還好，現在她醒悟了，一切都還不算晚，一切都還來得及。

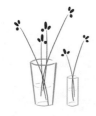

畫重點

找到抱怨背後的癥結

　　小雲還是那個小雲，說的事情還是一樣的事情，為什麼跟別人抱怨就能說上好久，而自己寫的時候只能寫兩件事呢？

　　口頭抱怨和寫作的差別在於，抱怨並不是為了解決問題，很多時候抱怨是在放任壞情緒繼續發酵；而寫作是就事論事地把問題寫下來，邊寫邊整理思路，因而很快就能找到解決問題的辦法。

　　小雲發現了對抗壞情緒的妙招，她再也不需要拉著同事抱怨了。有了寫作療癒這個工具，以後想要發洩心中的不滿和怨氣，就簡單多了。

我轉念一想

　　現實生活中有很多看上去很糟糕的事情，但實際上，也許並不是問題本身糟糕，而是你把它想得很糟糕。比如，一大早就堵車，你很惱火，但換個角度想，在大城市生活難免會遇到堵車的問題，利用堵車時間聽聽音樂放鬆一下，倒也不是件壞事。同一件事換個角度看，結果可能就完全不一樣了。請以「我轉念一想」為題寫一篇文章，說說你經歷過的思考角度轉變的故事。

寫作 OK 繃

1. 盡量客觀地描述自己想要抱怨的事。
2. 把抱怨寫下來，寫到不想再寫為止，並進一步分析不想再寫的原因。
3. 以旁觀者的心態來看待自己遇到的每一件事。

第二節　即使其他事都失敗，至少這件事會成功

一、沒有信心的小蘭

我是一個失敗者，我什麼都不會，連完成一項工作都困難重重。

小蘭沮喪地寫下這句話。她仔細回想著自己總是卡關的任務，信心快要跌至谷底，她一條一條地寫著。

老闆第一次安排我寫一份部門報告，可寫了個開頭我就不會寫了，思路像一團糨糊，距離提交時間還有一天，我真不知道該怎麼辦。

還有一份報表，因為資料還沒有統計清楚，所以遲遲不能完成，可統計工作又快不起來，真讓人著急。

昨天參加一個講座，老師中途布置了一個作業，讓每個人都寫一篇發言稿，並在講座結束後上臺進行互動交流。我擔心自己臨場發揮不好，所以一點動筆寫的念頭都沒有。當我看到其他人都完成了任務並自信地走上台交流時，我覺得自己真是無能。

最近我參加了一個線上寫作培訓班，每天都有寫作作業。很多人都很有韌勁，作業完成得也很快，可我愈看別人寫的，愈覺得自己寫得不好，慢慢地就不敢寫了。到現在，一篇作業都沒有完成。

小蘭坐在電腦前，愈寫愈覺得喪氣。她發現自己專業知識不足、能力差、協調性差，總之，做什麼都不行。此時正好是午餐時間，小蘭一點兒胃口都沒有。她知道這樣下去不是辦法，她想努力找到破解之道。

我可能真的一無是處，今天寫日記也是因為有些話憋在心裡不吐不快，或許再寫幾個字，這篇日記也會半途而廢。我就是這樣一個失敗的人，連一篇日記都寫不好。

可是這份工作是我好不容易才找到的，如果我再這樣下去，或許很快連工作都會丟掉。這是一個很可怕的結局，我不能讓自己走到這一步，我應當逼自己去尋找問題所在。

問題到底出在哪裡呢？

二、完成比完美更重要

小蘭認真地思考每一項任務完不成的原因，她接著寫。

報告寫不下去，是因為我這段時間信心不足，沒有積極參與部門工作，導致自己對工作的了解不夠深入。部門最近都有哪些活動？做了哪些工作？我需要一項一項去掌握。當對待工作只流於表面時，我自然無法寫出有深度、有內容的工作報告。

順著這個思路，她繼續分析。

那麼報表呢？資料統計工作是下屬單位的事情，我一直糾結於他們能否按時提交。如果我轉變工作思路，讓資料統計工作提前開始，並將截止時限也相應提前，加緊督促下屬單位，這樣就能給自己留出較充足的時間，不至於讓工作火燒眉毛。

在講座上，我格外擔心自己臨場發揮不好，主要原因還是不自信，那麼我可以一方面鼓勵自己先把發言稿寫出來，努力完成第一步，而不要管是否上臺；另一方面，我要在公開場合多做類似的演講來鍛鍊自己的交流能力，增強自信心。

至於最後一項未完成的任務，同樣是不自信造成的。除了公司

日常要求寫的簡短報告，我從來沒有寫過其他報告。我害怕受打擊，擔心得不到認可。但是如果連第一步都邁不出去，我又怎麼能有所收穫和成長呢？

梳理到這兒，小蘭找到了自己無法完成任務的兩個原因：一是準備工作沒有做到位，沒有制訂計畫，以及思考不夠深入；二是自信心不足，顧慮太多，未敗先衰。

找到了原因，小蘭決定以後無論做任何事都先不要擔心結果，扎扎實實一步一步地去完成，這才是克服困難的辦法。

完成，就是一種成就。只有去做，做完，才會有更多的可能性。

小蘭輸入這一行字後，長長地呼出了一口氣，她覺得輕鬆多了。掏出手機，發現已經下午1:00了，她感覺肚子有些餓。

「或許，我應該先填飽肚子，這樣才能有更多的體力和腦力去完成任務！」小蘭邊想邊離開座位，快步向樓下走去。

三、是過去的失敗讓你愈來愈不自信

吃飯的時候，小蘭突然對報告框架有了更清晰的思路，但是她需要一些具體的活動內容作為參考。沒有多想，小蘭馬上給負責這項工作的同事打電話，詳細了解活動的具體內容和資料後，小蘭對完成報告又多了一些信心。

回到辦公室，小蘭重新坐在電腦前，決定還是先把日記寫完。她跟自己說：「做任務要有始有終，那就先從寫完這篇日記開始吧。」

找到了無法完成任務的原因，這讓我感到輕鬆。人輕鬆了，頭

腦也清楚了，剛才突然冒出來的報告思路，甚至讓我有些興奮。先不管任務完成的品質怎麼樣，起碼我多了一些信心去把這幾項任務一一攻克。

怎樣攻克呢？小蘭先提出問題，然後試著去尋找答案。

第一，根據工作時間，進行合理規劃。按照截止日期。列出工作計畫。哪一項工作需要哪些資料，盡可能想齊全，同時列出資料清單和每一項工作的完成日期，按照資料清單逐項去完成。這樣的安排可以避免自己思維混亂，讓工作有條不紊地開展。

第二，針對知識儲備不足、能力差等問題，進行適當的刻意訓練，不要急於求成，日積月累，自己的各方面水準一定會有顯著的提高。

第三，給自己打氣，增強自信心。即使沒有信心完成全部任務，也要盡可能完成自己能完成的部分，一步一步來，不要輕易放棄。

第四，……

第五，……

小蘭的日記字數愈來愈多，她沒想到原來自己可以在文檔裡寫下這麼多文字。她覺得還有很多話沒有說完，而且自己今天的思路非常清晰。她想，按照這樣的規劃去改正缺點，自己一定會在未來收穫一些意想不到的東西。

小蘭看到同事在自己身邊走來走去，這才意識到上班時間快到了。她看了看手錶，還有十分鐘，她已經在電腦前寫了將近兩個小時，寫下了好幾頁文字（這在之前是不可能做到的）。她依然保持著相同的坐姿，手指在鍵盤上飛舞，她要在剩下的十分鐘內把日記收

尾。

在寫作培訓班上，我看到很多人可以寫幾千字，甚至幾萬字，當時我覺得自己連1000字都很難寫出來。可是現在，只用了兩個小時的時間，我就寫了幾千字。

小蘭敲擊鍵盤的手上下飛舞，好像在跳一段美妙的舞蹈，這給她帶來了滿足感，她接著寫道：

我需要努力完成每一件事，就像現在這樣，認真地把這篇日記寫完。寫作不僅讓我發現了自己的不足，還幫助我找到了解決問題的辦法。寫到現在，我終於明白，不是任務太艱巨，也不是自己能力太差，而是自己習慣性地用未知的困難給自己套上枷鎖，讓自己被臆想出來的問題束縛住前進的腳步。從現在開始，就從這篇日記開始，我將無所畏懼，一切都會變得容易起來。

我很久沒有過這種滿足感了。寫作讓我發現自己還有很多可取之處。如果以後再喪失信心，認為自己什麼任務都完不成，那不妨坐下來，仔細地分析問題，尋找原因，再寫一篇完整的文章，跟自己說：「你看，我這不是可以嘛！」至少，這件事我做到了。

小蘭微笑著推開鍵盤，起身扭了扭腰，然後重新坐下，調整到一個舒適的姿勢，接著打開一個新的文檔，輕輕地敲下四個字：部門報告。

她相信自己一定可以在今天下班之前把報告完成，並準時送到主管的辦公桌上。

畫重點

用寫作的成就感給自己打氣

　　小蘭為什麼沒有信心？是因為任務太難了，還是因為她沒有準備好？其實都不是，而是因為她不相信自己能把一件事做好。因為不自信，她就沒辦法百分之百地投入一件事，做事的時候也會畏首畏尾，這樣她就更難做好了。自信不是簡單的信念，它應該是一種行動方法。透過寫作，小蘭找出了自己失敗的原因並有針對性地提出了解決辦法。這是一個好的開頭，因為她終於透過文字邁出了思考的第一步。完成這篇日記對小蘭來說意義重大，因為她發現自己並不是什麼事都做不好，至少在寫作上她是可以的。

　　寫完一篇文章其實就有療癒的效果，可以讓人重拾信心，因為「完成」會給人一種成就感。比起克服生活中的困難，寫一篇文章是很容易完成的，幾乎每個人都可以做到。即使做其他事失敗了，至少寫作這件事會成功，而這種成功會讓你的精神為之一振。

寫作療癒練習 18

想做卻一直沒有做的事

　　有很多事可能你想做很久了，但一直沒有做，如學游泳、學一門外語、去歐洲旅行、準備考研究所等。請找出一件你特別想做但一直沒做的事，把它寫下來，題目可以是「想做卻一直沒有做的事」或者「被拖延的夢想」。

寫作 OK 繃

1. 為什麼有些事一直被拖延？是因為很難，還是因為你苛求完美，或者是有別的原因？
2. 請順著以上思路，鼓勵自己挖掘問題的本質根源，並找到合理的解決辦法。
3. 用寫作幫助自己體會「完成」的美好感覺，並推動自己按照解決辦法完成想要做的事。

一、以淚洗面的寶亭

新晉升為媽媽的這半年是寶亭最累的一段時間。

生產的疼痛、月子中的不適、無休止的夜奶讓寶亭的情緒一直處於崩潰的邊緣。

又是一個夜晚，第三次餵完寶寶後，寶亭捶了捶因為長時間抱孩子而痠疼的腰，身旁的老公已經睡熟了，周圍的一切都很安靜。寶亭忽然覺得很委屈，她想大哭一場，可又害怕吵醒老公和孩子，於是她乾脆起身穿好衣服，走進書房，捧著一包衛生紙，任憑淚水流下。

哭過之後，寶亭覺得好受了一點兒，牆上的時鐘指標指向凌晨3:00了，她卻毫無睡意，於是她打開了電腦，寫下了這些文字。

我不知道自己除了哭還能做些什麼，我心裡很難受，卻不能和任何人傾訴。和老公傾訴？他不太能理解這種辛苦；和娘家人傾訴？娘家人會覺得我在這裡受了委屈；和婆家人傾訴？婆家人會覺得我無理取鬧；和外人傾訴？外人會覺得我矯情，他們會認為這都是一個媽媽應該經歷的。

道理我都懂，我也知道再熬個一年半載就會輕鬆很多，但我就是難過，彷彿自己掉進了一個冰窟窿裡，這裡只有我自己，其他人從上面走過，卻沒有人肯拉我一把。我似乎喪失了生活的動力和對未來的憧憬。

寫到這裡，寶亭抑制不住地趴在桌子上大哭了起來。似乎只有大哭一場，她才能排解心中的壓抑。

二、點滴生活，皆有感動

平靜下來後，寶亭想把做媽媽這半年以來發生的事情記錄下來，她接著寫。

臨生產的那天，我疼了一夜，第二天一早就進了產房，歷經兩個小時，我的寶寶才來到這個世界。看見寶寶的那一刻，我覺得一切都是值得的。

可我沒想到，這竟是噩夢的開始。月子裡家人管得嚴，我不能出門、不能洗澡、不能用手機，飲食也被限制。說句不好聽的，我就是一隻被關在籠子裡的「乳牛」，每天的工作就是產奶、餵奶，所有的飲食也都是為了產奶。我所有的情感和需求都被剝奪，這種滋味真難受。

出了月子，我一個人帶孩子，要餵奶、要哄睡、要給孩子換尿布，還要給自己做飯，收拾家裡，真的是手忙腳亂。那一刻，我多希望有個人能在身邊給我搭把手，可是根本沒有人幫忙，也沒有人看到我的辛苦。

身體上的辛苦還是次要的，我覺得最可怕的是心理上的變化。在家照顧孩子徹底改變了我的生活。這半年裡，我顧不上和朋友聯繫，也沒有半點兒自己的生活。過去心情不好時我還能去吃頓大餐或者看個電影，現在能幹什麼？現在我連睡眠都保證不了。這種壓抑能跟誰說呢？我總不能跟孩子說吧！

寫到這裡，孩子哭了，寶亭趕緊回去哄孩子。還好，孩子很快又睡著了，寶亭回到電腦前，接著寫剛才沒寫完的文章。

要說大家都不管不問，倒也不是。老公雖然晚上睡得熟，很少

幫我，但是他也算盡到了做父親的責任。過去他經常出去應酬，現在他每天下班都會第一時間趕回家，為的就是縮短我獨自帶孩子的時間。每當我對他說我沒有休息好或者腰痠背痛時，他都會貼心地給我按摩。唯一的問題是，他對我的精神方面關注得不夠。生完孩子後，我的情緒很容易波動，但他好像完全不能理解。要是他每天能多陪我說說話就好了。

本來寶亭想吐槽一下老公，可是寫著寫著，她居然寫出了老公做得比較好的地方——瑕疵當然有，但他基本算是一位合格的父親吧。

一轉頭，寶亭看到了書桌旁邊的碗。這是婆婆送湯的碗。

婆婆每天都會給我送湯，她說湯湯水水比較滋補。說實話，我並不想喝這些湯，但是老人年紀大了，也難得她有這份心。婆婆身體不好，不能幫我帶孩子，但她也算盡自己所能來幫我們了。

還有我的父母，母親臥病在床，父親要寸步不離地照顧她。他們不能來幫我，我非常能理解。我也不想他們擔心我，每次我都跟他們說我一個人能行。

寫著寫著，寶亭的眼淚又落了下來。家家都有一本難念的經，不是大家不幫她，的確是能力有限。生活不容易，多一點兒理解，自己心裡就能多一點兒寬慰。

這樣一想，寶亭心裡就好受多了，她不是被遺棄的人，大家都在關心她、愛護她。

其實並不是沒人管我，是我自己沒有做好心理準備。過去朋友說要小心產後憂鬱我還不相信，現在看來，這還真是個問題。

有時候，我會不自覺地羨慕別人的家庭，別人家都是好幾個人

一起帶孩子，別人的老公溫柔體貼，有耐心。別人家都有月嫂和保姆，能讓母親不那麼辛苦。別人家各種設施都很齊全，要什麼有什麼……。

寶亭突然笑出聲來。當把這些想法變成文字時，她覺得自己真的挺幼稚的。每個人都有自己的生活，非要比較，那不是庸人自擾嗎？

三、感慨─感動─感恩，情緒的能量升級

也許是她的笑聲驚動了孩子，孩子又醒了。這次孩子是餓了，寶亭把孩子抱在懷裡，孩子吃著奶，慢慢地又睡著了。

把孩子放好，寶亭又回到電腦前。過去寫東西能一口氣寫完，現在有了孩子，時間都是碎片化的，寶亭要抓緊時間。

剛剛寶寶吃奶的樣子真的是很可愛。養育孩子雖然很辛苦，但其實也留下了很多美好的瞬間。如果能把這些瞬間都記錄下來，那麼以後回憶起來，我應該會感到很甜蜜。

老公、婆婆和我的父母，他們都在用力所能及的方式默默地幫助我，只不過我沒有及時發現。老公經常跟我說辛苦了，之前我還覺得他只是惺惺作態，現在看來，他是發自內心地關心我。之前我覺得婆婆只知道送一些湯水卻不幫我帶孩子，只是因為擔心自己孫子的口糧，但現在我不這樣想了，即便她心裡只有孩子，那也是在變相地幫助我。母親臥病在床不能過來幫我，但是她依然牽掛我，每晚給寶寶織毛衣織到很晚才睡，就怕寶寶不能及時穿到。

大家都挺好的，沒有誰是虛情假意的，大家都在用自己的方式關心我。

想到這些，寶亭被身邊的親人們深深地感動了。感動之後，心中又充滿了感恩之情。

　　我愛他們，如果不讓自己強大起來，我又怎麼有能力去回饋他們的愛呢？

　　把心中的苦水倒出來之後，寶亭覺得自己充滿了能量，她信心滿滿地制訂了下一步計畫。

　　針對晚上休息不好的問題，我應該在白天盡可能地利用寶寶睡覺的時間來補充睡眠，讓自己和寶寶作息一致，這樣可以最大化地補充體力。

　　有空可以看看舒緩情緒的電影和書籍，讓生活重新充滿樂趣。壓力實在太大的時候，就坐下來寫一寫，用文字傾訴心聲，讓自己保持冷靜，一般寫完就沒事了。

　　週末和老公一起帶孩子出去遊玩，這樣既能夠讓老公參與孩子的成長過程，又能夠培養親子感情，享受和家人在一起的溫情瞬間。

　　如果實在太累、太壓抑，就將孩子託付給婆婆或者其他家人幾個小時，自己出去逛街散心，讓好心情回歸。一個不開心的媽媽教不出一個樂觀向上的孩子，所以我不能帶著怨氣生活。

　　外面的天已經濛濛亮了，新的一天到來了，此刻寶亭特別想和老公分享自己的心情，她知道，她面對生活的勇氣又回來了。

　　回到臥室，她看到老公和孩子都在酣睡，看著眼前的一大一小，寶亭的眼淚再次流了下來。這一次的眼淚是暖的，她第一次體會到流淚的幸福。

　　新的一天正等著她，那是全新的一天、美好的一天。

用寫作去感知更高級的感情

　　剛開始的時候，寶亭因為難過而流淚，中間因為感慨當媽媽不容易而流淚，但是寫著寫著，她開始因為感動而流淚，因為感恩而流淚。雖然都是眼淚，它們的溫度卻不同，味道也不同。

　　寶亭就是用寫作療癒讓自己的心態發生了改變。她沒有一直抱怨，也沒有把焦點放在眼前的困難上，她看到了「畫外畫」──別人的幫扶、一家老小的平安，以及周圍滿滿的愛。這些高級的感情讓她重燃了對抗困難的勇氣。借助於寫作，寶亭升級了自己的感情。

那一次，我被感動了

　　現代社會的生活節奏快、生活壓力大，很多事情在不經意間就過去了。正是這種不經意，讓我們失去了很多近距離觀察生活的機會。今天，就稍微停頓一下吧，想一想你身邊的人做過的最讓你感動的一件事。以「那一次，我被感動了」為題寫一篇文章，說說自己到底為什麼感動，當時是什麼感覺，感動之後你做了什麼。注意，要把自己感受到的細微之處寫出來。

寫作OK繃

1. 找到感動的觸發點。你看到了什麼？想到了什麼？為什麼會感動？
2. 隨著寫作的深入，感動會轉化為感恩，感恩會帶給人無限的動力。
3. 在寫作中體會感動的力量。

第四節　笑，是療癒一切的良藥

一、不開心的成亦

為什麼這裡的環境這麼糟糕？同事之間鉤心鬥角，有了工作就互相推諉，我一點兒也不喜歡這裡。

成亦沉著臉，在日誌裡重重地敲下這段話。

最近成亦的心情很不好，她剛剛換了一個工作單位，沒想到這裡的人際關係非常複雜。雖然她無意加入任何一個小團體，但是辦公室的幾大派系總是有意無意地給她傳遞一些訊號，這讓她很苦惱。成亦很想處理好同事關係，可是愈想跟大家好好相處，她愈發現這是一件困難的事。

一口氣堵在胸口，她眉頭緊鎖，打字的速度也快了起來，似乎把這些討厭的事情寫出來，它們就會遠離自己。

一想到工作，我的心情就很差。每天浸泡在這種環境中八個小時，感覺整個人都要瘋掉了。我沒有心情工作，沒有心思和大家開玩笑。看著同事們的面孔，我總是會想，他們是不是又在背後醞釀什麼整人的計畫，這樣的日子，我一天也不想過了。

有時候，我真後悔自己的選擇，後悔放棄上一份工作。我不知道這個公司是否值得待下去。我到底應該怎麼辦？我不想捲入辦公室鬥爭，我只想做好我的工作，安安心心上班。

不知不覺間，成亦的眉頭已經擰在了一起。

二、對抗壞情緒，拯救不開心

既然公司的事情一時半會兒解決不了，那不如想點兒開心的事情。成亦把剛剛寫的東西都刪掉了，她打算只記錄開心和溫暖的事情。

找到新工作的那天，我特別興奮，張羅朋友們聚餐。朋友們沒有一個缺席，每個人都真心地對我表示祝賀，有這樣一群朋友，我感到很幸福。

上班的第一周，主管就給我安排了一個艱巨的任務。我擔心自己不能完成，可主管說，他看過我的履歷，覺得我沒問題，他相信我能做好。主管的認可讓我感到開心。

和我一起入職的女孩，我們沒有說過話，每次見面就是互相點頭微笑一下。有一次，公司有個人欺負我，我跟他大吵了一架。吵完之後，我躲在洗手間哭得一塌糊塗，她跑過來看我，我一直記得她的眼神，那是只有朋友之間才懂的鼓勵。

還有什麼呢？其實這個公司裡也發生了很多讓人啼笑皆非的事。

那天劉大姐過來拉攏我，讓我和他們一起寫封聯名告狀信，我沒有同意，劉大姐翻著白眼就走了。她翻白眼的樣子好像一個演滑稽劇的小丑，當時我差點沒憋住笑。我現在想起來還覺得好笑，這大概是這些天最好玩兒的一件事了。

寫到這裡，成亦發現，其實生活中也不都是麻煩和不如意，如果能從工作中跳出來，就會發現還有很多開心的事。她決定再多想想，看看還有什麼開心的事，她要把它們全部記錄下來。

三、建一個儲蓄快樂的「開心銀行」

對了，我差點兒忘記了，上周和閨蜜去逛街，在鞋店試鞋的時候，我發現她居然天兵到穿了兩隻不一樣的襪子，我們看著對方哈哈大笑，笑得肚子都疼了。

還有，爸爸居然比媽媽提前進入了更年期，每天都焦躁得不得了。他一會兒嫌棄媽媽動作慢，一會兒說沒有人照顧他。最好笑的就是有一天看電視，爸爸看到別人在玩空拍機，非要買一個回來。我們都說空拍機是專業人士用的，不同意他買，他還不開心，生了一晚上悶氣。

成亦想著爸爸生悶氣的畫面，覺得很好笑，「撲哧」一聲笑了出來。

前幾天男朋友問了我一個問題，他問我吃什麼會變醜。我很認真地想了想，說吃燒烤會變醜。他笑得腰都直不起來了。他說正確答案是藕，因為吃藕連起來讀（ㄔㄡˇ）就是「醜」。真是個好冷的笑話。

這一招真的很有效，成亦愈寫愈開心。她發現快樂和不快樂都是可以積累的，每想起一件開心的事，就好像往自己的開心帳戶裡存了一筆錢；而每想起一件煩心事，就好像從開心帳戶裡領出了一筆錢。成亦想，自己應該做的是「多存錢」，而不是搞得自己入不敷出。

今天想到這麼多開心的事情，就像存入了好幾筆錢。看著財富愈積愈多，成亦突然覺得自己的狀態又回來了，好像一切都沒有那麼糟了。

要不乾脆在電腦裡專門建一個資料夾，就叫「開心銀行」好了。以後不管是開心還是不開心，都要往這個銀行裡存「一筆錢」——開心的時候要存，不開心的時候更要存。因為「存錢」的過程比看到銀行帳戶裡的餘額還要開心。

　　她數了一下，今天在這篇文章裡寫了七個故事，相當於存了七筆錢。她今天還建了一個「開心銀行」，這也算一筆「存款」，加起來正好是八筆。

　　難怪人家說，笑是療癒一切的良藥，果然沒錯。不過真怕這樣傻笑臉上會長皺紋。

　　成亦寫到這裡，還真的拿起鏡子看了看，她發現鏡子中的自己一改過去的愁眉苦臉。

　　嗯，笑一笑，十年少，以後啊，我還真的要多笑笑。即便不開心，也要用文字去記錄那些曾經讓我開心的事。

　　成亦又想起「開心銀行」這個名字，她發自內心地感到滿意。

　　原來一個人不但要有財務帳戶，還要有一個情緒帳戶。我以前只會透支情緒，完全是負資產，難怪自己會不開心。現在我要給自己建一個開心銀行，把開心的事都存進去，讓它們在裡頭每天錢滾錢，月月拿利息。

　　寫到這兒，成亦突然想到經常在手機上看到的理財廣告：「每天錢滾錢，月月拿利息。」她想到理財廣告裡那誇張的語調，再對照一下自己，又笑了。

　　成亦發現自己很久沒有這麼開心過了，每一件小事都能讓她笑個不停。寫到最後，她甚至忘了自己是因為什麼才開始寫這篇日誌的。

　　本來這應該是一篇壓抑的文章，可沒想到寫到最後，我居然這麼歡樂。這種感覺非常好，我感覺自己被快樂包圍著。是的，我不應該被那些負能量的事情所干擾，我最應該做的，除了認真完成本職工作，就是多給自己找點兒快樂。

　　她篤定地打下這些文字，然後緩緩地閉上了眼睛，回味著剛才記錄的每一件事。早知道這樣，她應該早些把這些有意思的事都記錄下來，也不至於讓煩惱困擾了自己這麼久。

　　笑，是療癒一切的良藥，無論是開懷大笑還是微微一笑，都可以將煩惱趕走。寫作不僅讓我的情緒回歸平靜，還讓我找到了久違的快樂。從現在開始，我要讓那些煩惱都從腦海裡消失！

　　文章寫完了，成亦站起身活動了一下筋骨，她伸了一個大大的懶腰，長吐了一口氣，整個人都感到特別輕鬆。她現在不難過了，也不煩惱了，她找到了讓自己快樂的方法。只有先讓自己快樂起來，才能趕跑那些令人討厭的煩惱。

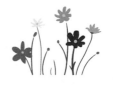

讓自己的帳戶上總有「快樂餘額」

　　成亦是如何從不開心變得開心的呢？方法很簡單，那就是「笑」。笑能解憂，笑是壞情緒的天敵，笑是療癒不開心最有效的辦法之一，笑是很多問題的「解藥」。

　　很多人靠看電影、聽笑話逗自己發笑，而成亦靠的是寫作。她發現其實身邊就有很多好笑的事，只是自己平時不注意，才讓這些快樂一個個溜走了。她建立了屬於自己的「開心銀行」，把開心都存儲在裡面，每次不開心的時候就領出一點兒，而且一邊用一邊存入更多的開心，讓自己的開心銀行裡總有「快樂餘額」。

　　用這種寫作療癒的方法，成亦「治」好了自己的不開心，也趕走了自己的壞情緒。

寫作療癒練習 20

一想到他（它），我就開心

　　不快樂的情緒可以積累，比如，有的人會把自己遇到的不開心的事都串聯起來，愈想愈不快樂。而快樂的情緒也是可以積累的，把正在經歷的快樂的事記錄下來，或者回憶過去發生的一件件快樂的事，都能給你的情緒帶來正向、積極的影響。

　　想一想讓你開心的事都有哪些，它們有什麼共同點？以「一想到他（它），我就開心」為題寫一篇文章，記錄那些能讓你開心的人和事。

寫作 OK 繃

1. 能讓你開心的人和事有很多，但只有極少數能讓你一想到就開心，他（它）究竟是誰（什麼）？
2. 快樂沒有那麼複雜，快樂可能直接又簡單。
3. 不用糾結於這種快樂是高雅的還是俗氣的，能讓你開心的東西，都值得你多給予一些關注。

療癒
加油站
寫作療癒是
調節情緒的好幫手

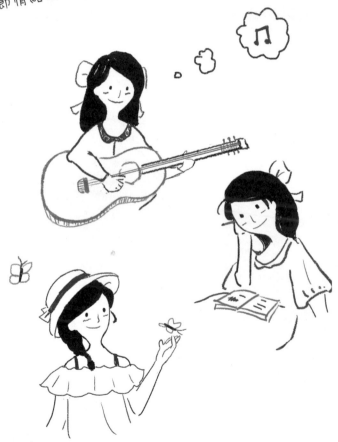

心理學小課堂

一、什麼是情緒

情緒是個體對待客觀事物的態度體驗以及相應的行為反應，它由人的認知和意識過程決定，是一種以個人的願望和需求為核心的心理活動。

上面這個定義稍顯複雜，簡單來講，情緒就是我們的某種心理狀態，如快樂、悲傷、失望、幸福、憤怒、恐懼、焦慮等，這些都是我們面對外界事物時產生的情緒。

在心理學上，情緒分為兩大類：積極情緒和消極情緒。積極情緒是能夠帶給人希望和動力的情緒，它可以轉化為較強的行動力，讓人產生幸福感。消極情緒也叫負面情緒。在心理學中，負面情緒是由於客觀事物或者現實情境不符合主體的願望和需求而產生的消極、否定的情緒。負面情緒有時會引發一些消極的外部表現和行為，會抑制個體的發展和進步，甚至會危害個體的身體健康。

二、產生負面情緒的原因

負面情緒的產生主要有以下幾個原因。

（1）壓力。個體遭受超負荷或者違背其個性的壓力。

（2）變故。當個體突然遭受不願意面對的變故時，會產生很

強烈的負面情緒。

（3）落差。當個體樹立的目標久未達成，或者實際情況與預期的情況相差甚遠時，個體會很矛盾，從而產生強烈的焦慮和憂鬱情緒。

（4）阻礙。人在成長的過程中會遇到無數的阻礙。有的人意志力強大，會將阻礙視為挑戰，從而征服阻礙；有的人意志力薄弱，容易被阻礙禁錮頭腦和手腳，產生畏縮心理，並進行自我否定。

三、如何透過寫作調節負面情緒

本章的四個故事以抱怨、自卑、失望、迷茫四種情緒為例，介紹了透過寫作調節負面情緒的辦法。

（1）回歸冷靜。當個體沉浸在負面情緒中時，就好像給自己戴上了一副有色眼鏡，看什麼都會變色。這時候如果去處理問題，個體很可能就會不冷靜，甚至做出不理智的行為。

寫作為個體提供了一個重新審視事件的機會。在寫作的過程中，個體必須關注事件本身。在記述事件的過程中，你會發現你對事件的某些印象可能並不是事實，而是你的想像。區別事實和想像，有助於問題的解決。

（2）再現記憶。人對外界的感知過程也是資訊提取的過程，因為個體情緒會受經驗和環境等因素的影響，大腦有時會被某種資

訊所占據，從而誘發聯想，產生並不存在的認知。及時梳理是讓記憶再現的一種方式。透過記憶再現，個體可以抓住自己之前遺失或者未能注意到的事件，從而找到引起困擾的根本原因，達到消除苦惱的目的。

（3）正向激勵。我們在生活中會產生各種各樣的情緒，如高興、悲傷、歡快、憂慮等。每種情緒會帶給我們不同的能量，如開心的時候，我們會感覺自己精神煥發，做什麼都特別有勁兒。我們應該讓外部積極的事物作用於自己的內心，從而引發正面情緒，讓自己產生幸福感、滿足感。透過寫作發現自己的更多面向，我們就會逐漸忽略某一方面的滿足感的缺失，重新找回快樂。

課後寫作練習：寫作接龍

這種狀態已經持續兩三個月了，我不知道自己為何如此焦慮，是因為工作完不成嗎？還是因為孩子小學升中學給我帶來的壓力？這種負面情緒讓我提不起精神，今天我要好好看看到底是怎麼回事。（請接著寫下去）＿＿＿＿＿＿＿＿＿＿＿＿＿＿

＿＿＿＿＿＿＿＿＿＿＿＿＿＿＿＿＿＿＿＿＿＿＿＿＿＿＿

＿＿＿＿＿＿＿＿＿＿＿＿＿＿＿＿＿＿＿＿＿＿＿＿＿＿＿

＿＿＿＿＿＿＿＿＿＿＿＿＿＿＿＿＿＿＿＿＿＿＿＿＿＿＿

＿＿＿＿＿＿＿＿＿＿＿＿＿＿＿＿＿＿＿＿＿＿＿＿＿＿＿

＿＿＿＿＿＿＿＿＿＿＿＿＿＿＿＿＿＿＿＿＿＿＿＿＿＿＿

1. 要把情緒發洩出來，文字是最安全的方式之一。

2. 發洩情緒之後，要找到產生情緒困擾的原因，這樣才有可能一勞永逸地消除情緒困擾。

3. 對抗負面情緒最有效的方法不是勸自己「想開點兒」，而是真正找到背後的問題及解決的辦法。

4. 心懷希望，放眼未來，才能滿懷信心地克服困難。

生病的人需要吃藥，不開心的人需要變得開心，這是人們
自我救助的方式。但沒有哪個商店會出售「開心」這種東
西，你花多少錢也買不來「開心」。開心不會憑空產生，
如果你把它弄丟了，一定要想辦法把它找回來。

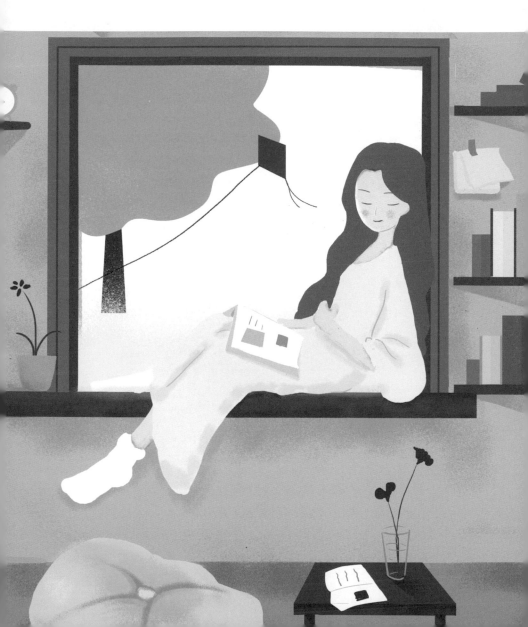

第七章

用寫作找回
開心

生活中讓人不開心的事有很多，同樣地，讓人開心的事
也有很多。開開心心是一天，愁眉苦臉也是一天。開心
是一種選擇，有時候我們可以選擇暫時忘記煩心事，刻
意訓練讓自己開心的能力。外面的世界很精彩，寫作是
一座橋梁，它可以帶你去外面的精彩世界。

第一節　做生活中的有心人，發現更多樂趣

一、被催婚的小尼

　　小尼衝著電話大聲喊道：「你們到底有完沒完了，我都快被你
們逼瘋了！」她把電話重重地摔到床上，失聲痛哭。

　　年關將至，其他人想的都是什麼時候發年終獎，而對小尼來
說，一想到又要被家人催婚，她整個人都要崩潰了。

　　小尼今年33歲，因為各種原因，到現在還是單身，家人自然特

別關心她的婚姻問題。

小尼也想結婚。一個人生活挺難的，連修馬桶、換燈泡這種事都沒人幫忙，她難道就不想找到一個可以依靠的人嗎？但她身邊的人，要嘛是膽小懦弱的小男生，要嘛就是花言巧語的油膩中年大叔，她多麼期望能遇到一個正常的人，好好地談一場戀愛。

可是就這樣一個簡單的願望，對她來說簡直是奢望，而且父母完全不能理解她的想法。父母覺得只要是個男的、能過日子就行，有什麼好挑的，所以他們從一開始的催促變成後來的威脅，這一次母親乾脆直接把小尼狠狠地罵了一頓。

馬上就要過年了，人家都是團圓歡樂，想想自己，小尼的眼淚又落了下來。

二、用寫作轉移注意力

小尼有個習慣，在心煩的時候，或者遇到解決不了的問題的時候，她會把想法寫下來。這一次也不例外，她擦乾眼淚，打開了電腦，在文檔裡寫下了一行字。

今天是最不開心的一天……

她大概都能預測到接下來的內容——她會把自己跟母親的爭執重述一遍。不是她不想找對象，是真的找不到，而且自己也沒辦法在老家找對象，因為她沒打算回老家生活，也不打算兩地分居。另外，她的身體很健康，精神也沒問題，只是在大城市想找個合適的人結婚真的很難。她也和家人說了無數遍，沒有合適的人就繼續等，著急也沒有用。她會利用這段時間好好學習、好好鍛鍊，既然找不到更好的人，那就讓自己變成更好的人。

就是這句「讓自己變成更好的人」徹底引發了母女之間的戰爭。母親還是老思想,她覺得小尼之所以單身,主要是因為「太優秀」。在她的觀念裡,太優秀的女人沒人敢娶。

小尼快速地把這些事情在腦海裡過了一遍,她覺得很難受。平時遇到的問題只要寫出來,稍加分析就能解決,但是結婚的問題不是她想明白就能解決的,而且家人的態度實在是很強硬。現在看來,最明智的選擇就是想點兒別的事,不要再去想這道沒有答案的題目。

她決定換一種思維,今天不寫結婚了,也不寫自己了,這個世界上除了自己這點兒煩心事,難道就沒有別的事情可以關注了嗎?

三、生活是最棒的寫作素材庫

這段時間,小尼的時間和精力都被婚戀這個話題「綁架」了。她還真沒想過有什麼別的事情可以寫。她起身去翻日曆,想看看最近有什麼事情可以作為寫作的主題,突然,她看到日曆上赫然印著兩個字:立春。

「哦,原來春天已經來了,可我怎麼還是覺得這麼冷呢?」小尼自言自語道。她站起身走到窗前,拉開窗簾,看到社區花園裡乾枯的樹枝上彷彿多了點兒綠色,那是嫩嫩的芽,春天好像真的已經來了。

小尼突然有了靈感,她趕緊回到電腦前,手指上下翻飛,快速寫出一段略帶憂傷的文字。

這是一個早春的週末,陰霾天氣已經持續一兩個星期了,說不上來這是陰天還是多雲。雖是初春,但風已經不太寒冷,陽光努力地穿過混沌,照在剛剛發芽的樹枝上。俗話說「七九河開,八九雁

來」，現實雖然並不如此歡快，但看看日曆，我知道春天還是來了。

　　這個春天的確來得很突然，或者說在小尼的印象裡，這個春天還是一片空白。天氣陰沉，小尼的心情和文字也有點兒陰沉。她試著回想，過去的33個春天，難道就沒有什麼事在她的記憶裡留下過痕跡嗎？

　　記得有一年，冬末春初，大概也是這個時候，也是這樣灰濛濛的天氣，我跟著一幫朋友去爬香山。回來的路上，我在停車場看到一個老婆婆在拉手風琴。她的腳邊擺著一個小桶，很多路過的人會投一點兒零錢進去，看樣子她應該是賣藝的。

　　小尼小時候也學過手風琴，在她的印象裡，手風琴是一種非常傳統的樂器。以前一台手風琴就可以撐起一台節目，甚至可以代替一個交響樂團。思緒飛得太遠了，她把思緒拉回來，繼續寫當天的情景。

　　這個老婆婆就坐在那裡，任人潮把她淹沒。在我跟她交會的瞬間，我聽到她在拉著我熟悉的旋律。我在心裡應和著唱出歌詞：「春天在哪裡呀？春天在哪裡？春天在那青翠的山林裡，這裡有紅花呀，這裡有綠草，還有那會唱歌的小黃鸝……。」

　　這首歌很多人都會唱，它的名字叫《春天在哪裡》。「春天在哪裡呀？春天在哪裡？」小尼忍不住又在心裡哼著歌詞。熟悉的旋律勾起了她童年的記憶，好像也溫暖了她剛剛度過寒冬的心。

　　老婆婆心裡的春天，透過這個飽含歷史感的樂器，輕輕地在公園的步道上流淌。我不知道那一刻有多少人聽見了她發自內心的喜悅，彷彿春天所有的風景和色彩，都在她的周圍鮮活起來。

　　當時一起去的幾個朋友都看到了這個老婆婆，但只有小尼走過

去投錢。小尼記得非常清楚，當她走近後，她才發現這個老婆婆原來是個盲人。

小尼當時提議大家多待一會兒陪陪老婆婆，但大家顯然都沒有耐心，而且同行的一個男士跟小尼說：「這種街邊賣藝的，很多都是犯罪集團，他們故意裝可憐博取同情，你千萬別上當。」當時小尼就白了他一眼，她覺得這種男人真是冷血又無趣，自己就算一輩子單身也不要跟這樣的人結婚。

有人說老婆婆可憐，這麼冷還出來賣藝；有人說老婆婆被犯罪集團控制了，是出來騙錢的。可在我看來，她只是在做一件很普通的事，可能這件事恰巧能感染一些與她相似的人。這個世界上有很多事是無法用語言解釋的，也不是靠分析就可以得出結論的。也許就只是這一刻的感受，你懂，我懂，不用說話，我們就已經彼此了解，所以根本不用顧忌外人的評價。

當寫下「不用顧忌外人的評價」這幾個字的時候，小尼的心裡微微一震，她知道她在說自己。她很巧妙地用文字療癒了自己，這種感覺很舒服。

春天在哪裡呀？春天在哪裡？春天在一個老婆婆的手風琴裡，在一些行走的心情裡，在音樂裡，在回憶裡，在對生活的熱情裡，在世事洞察的智慧裡，在悲天憫人的感動裡……你怎麼知道老婆婆看不到春天，也許她比我們每個人都看得更清楚、更真切。

寫到動情處，小尼的眼眶有點兒濕潤。她想到了那個賣藝的老婆婆，想到了那段歡快的音樂。她被音樂感動，被春天裡煥發的生命力感動。

心中有春天的人就能看到陽光，老婆婆用音樂提醒大家春天已

至。春天在哪裡？春天在那青翠的山林裡，春天在那湖水的倒影裡，春天在那小朋友的眼睛裡，春天在我們每個人渴望真誠的心田裡。

寫下最後一個句號，小尼感到一種徹底的解脫。是的，春天已經來了，她等的春天一定會來，不管多久，她一定能等到。

吃完午飯，小尼順手把文章發到微博上。中午一覺醒來，她發現她收到了100多條留言和好幾十封私信。

有的人誇了小尼這篇文章的文筆，「寫得真好」、「太有感覺了」、「真是大才女」；有的人說自己被感動了，「感謝你讓我意識到春天來了」、「好溫暖」、「謝謝老婆婆」、「正在單曲循環《春天在哪裡》」；還有的人表達了跟小尼一樣的困惑，「羨慕你，我現在就看不到自己的春天」、「好想再回到童年」、「希望冬天趕快遠離我」。

小尼一條一條地看留言，她的感覺愈來愈複雜。她發現，好多人跟自己一樣，正糾結於某件沒有答案的事而走不出來。她想告訴這些人，其實走出來的辦法很簡單，就是多關注外面的世界，不要把注意力都放在自己身上。

說做就做，小尼又發了第二條微博。

不知道你是否跟我一樣正遭遇不開心，其實「解救」自己的辦法很簡單，我們只要把目光從自己身上挪開，往外看，現在就往外看。外面的世界有很多人，外面的世界真的很可愛。我打算發起一個「一件小事」寫作計畫，如果你也希望自己更開心，那麼就一起來參與這個寫作計畫，寫一寫自己每天經歷的一件小事。不管事情多小，只要它對你有意義，你都可以寫。我保證你在寫的過程中會感到開心，而且說不定寫完之後，你的故事也能讓別人開心。為何不試一試

呢？

　　不過半天時間，小尼就收到了很多留言。有人寫了收養流浪貓的故事；有人寫了跟騙子周旋的故事；還有人說自己教會了母親寫作，母親忙於寫作便再也不催自己結婚了。小尼邊看邊笑，教母親寫作這個方法，她覺得自己也可以試試。

　　最有意思的是有個人說那天他也在香山，也遇到了這個老婆婆。他跟小尼一樣，也被這首歌深深打動了。當時他還留了這個老婆婆的聯繫方式，他想幫老婆婆舉辦一場「春天來了」音樂會，還想請小尼跟自己一起張羅這件事。

　　「『春天來了』音樂會？」小尼一邊想著怎麼還有比自己更不靠譜的人，一邊點開了這個留言者的微博。微博的頭像是一個抱著小提琴的帥哥，微博的第一篇文章竟然是《過年又要被催婚，這可怎麼辦才好》……。

　　小尼把頭轉向窗外，傍晚，陰霾好像漸漸散去了，夕陽把天空染成了橘黃色，真的好美呀！

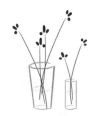

換個角度天地寬

被家人催婚，這讓小尼不堪其擾。因為結婚不是靠自己努力就能行的，需要緣分，也需要時間。小尼不希望為了結婚而結婚，既然合適的人還沒找到，那不如先把注意力放到其他地方。

她把注意力放到了寫作上，寫作讓她從煩心事中暫時脫離出來。在寫作中，她的情感得到了昇華，而且透過寫作，她結交了許多志同道合的朋友，更讓她意外的是，這裡面可能還藏著奇妙的緣分。

一件小事中的大道理

很多人只會使用一種寫作模式,即「自我模式」,每篇文章的第一個字就是「我」——「我」幹了什麼事,「我」如何如何。「自我模式」便於敘事,也便於審視自己的問題,但不利於觀察更多外在事物。現在你可以試著跳出自我,看看周圍發生了什麼。請以「一件小事」為題寫一篇文章,試著從小事中悟出大道理。

寫作 OK 繃

1. 避開目前正面臨的問題,刻意去想一件無關的事情。
2. 沉醉在對這件事情的敘述裡,可以在敘述中加入自己對事情的評價。
3. 透過專注地描述一件事來轉移自己的注意力。

第二節　回憶，是帶著翅膀的天使

一、錯過買房時機的陳思

陳思又和老婆大吵了一架，原因特別簡單：房子，房子，還是房子。

陳思想發火，又不知道衝誰發，他站在租住的小房子裡，在憤怒中感到一陣徹骨的心寒。他突然使勁拽自己的頭髮，自言自語道：「這是什麼世道，真是要把人逼瘋啊！」

他瞥見桌子上的筆記型電腦，想把它給摔了，要不是剛剛上網查了房價，兩口子也不會有這麼激烈的爭吵。可這跟電腦有什麼關係呢？他帶著怒氣坐下來，想把自己的憤怒寫下來，再不發洩一下，他感覺自己就要原地爆炸了。

5年前，那會兒我剛來北京，房價是每平方公尺1.5萬人民幣。當時網上說這個價格不正常，要回落，我就信了，想著降到1萬人民幣以內就出手。可沒見降低，反而直接漲到3萬人民幣，老婆催著趕緊買房，我想著有漲必有跌，不可能一直漲吧。再說，每平方公尺3萬元真是買不起。現在可倒好，直接漲到了每平方公尺8萬人民幣，我更買不起了。

錯過了買房子的時機能怪我嗎？我們倆都是受薪階層，又剛有了孩子，什麼都要花錢。家裡的老人雖然不需要我們貼補，但我也不忍心用他們的錢。本來想著再努努力就能買房了，可誰知道……。

把這些苦水倒出來，陳思的情緒也稍微平靜了一些。是的，不怪老婆著急，本來是很有可能買，後來是努力一下就能買，現在是根

本買不起，這種落差放在誰身上，誰都會著急。

可是又能怎麼辦呢？我們都已經很努力了。我和老婆的工作雖是收入穩定，但一個月就那麼幾千人民幣。我現在每天晚上出去做代駕，滿打滿算一個月能多掙兩千人民幣，可又有什麼用呢？這點兒錢根本於事無補。

寫到這裡，陳思重重地捶了一下桌子。他環顧四周，自己的小破出租房，真是家徒四壁，40平方公尺的空間擠了3個人，也真是難為一家人了。而且房東最近又要漲房租，房租漲了就更存不下錢了。

今天房東說要漲房租，老婆就又開始抱怨，說房租比房貸還高，我們這才上網查房價，才有了後來的爭吵。唉！真是一步錯步步錯啊！

問題沒有解決，陳思更加煩躁，這些事早就想過八百遍了，為什麼又非得寫下來煩自己呢？陳思一氣之下把剛寫的東西全刪了。他低下頭，緊鎖眉頭，用力抓住自己的頭髮，他多麼希望這一切都是夢，醒來之後可以重來。

二、回憶，找到心靈的慰藉

抬起頭，陳思的目光落在桌上的相框上，那是他跟老婆在老家結婚時的照片。

其實他們在老家有一套房子，當時為了讓小孩接受更好的教育，兩個人才當了「北漂」，沒想到北漂這麼不容易。

陳思重新打開電腦，他突然有點兒感觸，想寫寫自己的家鄉。當陳思為現實感到焦躁不安的時候，寫作讓他變得冷靜。他在第一段中這樣寫道：

　　我出生在一個不大不小的城市，這個城市地處中原，沒有什麼奇特的歷史。在我小的時候，爸媽都很忙，白天我就待在外公外婆家。外公過去是個鐵匠，後來開了個小店賣衣服和雜貨。我每天就坐在店裡的長條凳上，聽來往的人講故事，餓了就去街上買些小吃，所以我熟悉街上每一家店的小吃，睏了就躺在長條凳上睡覺。

　　想到家鄉，陳思的心變得柔軟起來。家裡的好吃的、家裡的親人、溫暖的被窩，這一切都像潮水般湧上他的心頭。

　　直到去外地上學之前，我都住在平房裡，可以看見樹、地上的螞蟻和落葉。早晨呼呼的風可以吹進來，晚上在院子裡就可以看見星星。關於平房，我印象最深的是夏天的雨，淋了雨，我就跑回家擦乾身上的水躲在被窩裡。這是我對家的印象，也因為是小時候的記憶，故而顯得更加珍貴。

　　家鄉沒有北京這麼大，但是親切樸實。陳思想到了自己的童年，那時候家裡很窮，比現在窮多了，但是那時候的人都心思單純，生活得比較安逸。他順著這個思路繼續往下寫。

　　我的家鄉是個小城市，幾條公車線路就覆蓋了整個城市的主要街道。我每天步行上學，練就了好腳力，倒是長大後在陌生的城市讀書、工作，反而要經常借助於公車和地鐵通勤。小時候我很羨慕騎車的同學，覺得他們特別神氣。後來我也有了一輛自行車。我家離學校非常近，其實是沒有必要騎車上、下學的。即便這樣，我還是試著騎過一兩次。放了學去車棚找到自己的自行車，加入自行車「洪流」中時，我的心裡滿是自豪。

　　寫到這裡，陳思覺得很恍惚，他好像暫時忘記了剛剛發生的一切，忘記了每平方公尺8萬人民幣的房子和馬上要漲的房租。他想著

索性給自己放個假，好好借助文字神遊一番。

　　有時候我也會想，在競爭還沒有這麼激烈的時候，是不是人也會比較閒散。我記得那時候的百貨商店大多是大理石或者水磨石的地面，亮亮的，映得出人影，但是裡面沒有什麼人。我們經常在這些地方玩耍，順便免費看看最新的但是大人不會給我們買的玩具或學習用品，比如變形金剛或者印著小虎隊頭像的筆記本。曾經有一段時間我還很癡迷櫃檯裡的雙節棍，發誓一定要存錢買一副。那時候的商品總是規規矩矩地臥在櫃檯裡，因為隔著玻璃而拒人於千里之外，小孩子也沒有勇氣讓售貨員阿姨把東西拿出來給自己看一下，只能一遍遍地裝作路過的樣子，偷偷瞄上一眼。

　　小城市裡可以玩的東西很多。蓋房子用的沙子堆、石子堆就是小朋友的「寶藏山」。圓的石子可以玩抓石子，有閃亮顆粒的石子可以收藏，但小朋友的收藏品一般不會超過半個月。在沒有被工人過篩的沙子堆中，經常能找到貝殼，這對生活在內陸地區的孩子來說可是寶貝。即使是一塊立著的木頭、擺好的磚頭堆也可以玩，不外乎是爬到上面，然後勇敢地跳下來，再爬上去，再跳下來，直到累得爬不動。再就是彈玻璃珠、滾鐵圈、拍畫片（尪仔標），這些都是戶外運動，除了有點兒不衛生之外，幾乎沒有什麼別的缺點，至少在那個玩具缺乏的年代，這種樂趣是不可代替的。

　　寫到這裡，陳思想到了自己剛滿五歲的孩子。孩子跟他們擠在這間出租房裡，平時除了上幼稚園和輔導班，好像真的沒有什麼樂趣可言。他很想陪著孩子和老婆，但每天除了忙工作，就是做代駕，陪伴家人的時間並不多。今天好不容易有了空閒，兩口子還「抓緊時間」吵了一架，想到這裡，陳思的心彷彿又被扎了一下。

　　兒子的輔導班馬上就要下課了，他也要給老婆打個電話問問她去哪兒了。他想著趕緊給文章結個尾。房子買不起，一家人還是要好好的，只要一家人在一起，辦法總會有的。大不了回老家，爺爺奶奶可想孫子了。

三、寫作，積蓄從頭再來的力量

　　還有一些時間，陳思想給老婆寫一封信。有些話用說的不夠有誠意，寫給她或許會更好。

　　親愛的老婆大人，剛剛你摔門出去之後，我又不自覺地陷入糾結，買房問題成為咱倆生活中的大難題。我知道思考這個問題只能徒增煩惱，我也根本想不出答案。

　　不過，我在想到底有沒有比房子更重要的事。這幾年我們拚命工作，我們到底收穫了什麼呢？我們的孩子也一天天長大，他的童年會留下什麼？他會快樂嗎？

　　我跟你說這些並不是為了逃避買房的壓力，而是希望咱們能想起當時來北京的初心。當初咱們放棄家裡的安逸生活，是為了趁年輕拼一把，是為了給孩子創造更好的學習和生活環境。現在看來，我們和孩子都不太開心。這不只是因為買不起房子，根本的原因是我們的工作、生活都不如預期那樣順利。

　　從下個月開始，我想利用業餘時間投稿。我認識的一些朋友，有的經營公眾號，有的寫作出書，一年收入幾十萬元。我也想試試，寫作是我的愛好，即使不能賺很多錢，也會讓我開心。

　　還有你一直想學的手工皮具製作，想學你就去學吧，咱們也不缺那幾千元錢。學完之後，如果你願意成立一個工作室我也支持你。

一輩子很短，我們應該為自己做點兒事，不是嗎？如果犧牲一輩子的快樂、幸福只能換回一套房，到老了，我們一定會覺得不值。

至於孩子，他對現在上的輔導班沒啥興趣。我看過他寫的作文，他像我，文筆不錯，也愛寫作。如果你同意，我就多教教他寫作，讓他把這個愛好變成一個特長，未來應該有挺多機會的。

老婆，房子的事你就別發愁了，我們盡力。買不起大的咱就買小的，再不行咱們就買郊區的。房子不就是一個窩嗎？想想咱們小時候，家裡的房子多簡陋，連這個出租屋都不如，可三代人擠在一起，不也挺好的嗎？咱們也並不是沒有退路。我朋友老李，在老家開辦了一所培訓學校，他一直想讓我回去當副校長，年薪30萬人民幣，這比在北京都高。老家的房價每平方公尺才6000人民幣，咱們回去就能買別墅了。我也想通了，現在各地都有很多機會，我們不一定非得把自己困在北京，你說是嗎？

隨信附上咱們在老家結婚時的照片，你還記得那時候嗎？咱們這週末帶著孩子回去一趟吧，帶他走走那些老街，看看那些還沒拆的老房子，吃一吃咱們那裡的特色小吃……在外地咱們是一葉浮萍，在老家，咱們可是根深葉茂的大樹啊！

寫完信，陳思特意找了個列印店把信列印出來，他把信連著照片塞在一個信封裡，他要給老婆一個驚喜。

生活本來就不容易，更可怕的是兩個人互相折磨。陳思是一家之主，更要肩負起調節家庭氛圍的責任，他要帶頭把這個家經營得愈來愈好。陳思想到一個好方法——以後每週給自己寫一封信，用美好的回憶給自己打氣；然後每週給老婆也寫一封信，用自己擅長的文字給她一點兒溫暖和感動。

只有珍惜過往，才能活在當下

　　陳思錯過了買房的好時機，現在再想買，已經買不起了。如果他一直糾結於這個問題，只能陷入「死循環」。他和他的老婆因為買房子的事情反覆爭吵，這會給他們帶來更大的壓力，也會給他們帶來更多的苦惱。

　　其實，生活遠不止買房子這一件事。陳思想到了自己的童年，想到了以前無憂無慮的時光。想這些看似對買房子沒有什麼幫助，但陳思借由文字思考了生活的意義。如果只是想要過更好的生活，他應該做的是利用好現有條件、活在當下。敢問路在何方？路在腳下。

寫作療癒練習 22

回憶童年

　　每個人都有自己的童年生活，不管是開心的、不開心的，還是順利的、艱難的，它都是你成長路上的寶貴經歷。請以「我的小時候」為題寫一篇文章，回憶一下自己的童年，看看時隔這麼多年再去看它會有什麼不同的感受。

寫作 OK 繃

1. 不要去想你正在面對的問題，完全放鬆下來，寫作可以讓你忘掉煩惱。
2. 透過回憶，把過去的經歷寫下來，愈詳細愈好。
3. 在寫作的過程中代入自己遇到的問題，看看有沒有解決的辦法。

第三節　展開想像，賦予虛構的人物生命

一、抓住一切機會寫作的宇飛

怎樣才能改變這種一層不變、毫無新鮮感的生活？

宇飛坐在辦公桌前，厭煩地把幾份檔丟開。這會兒是午休時間，他卻因為煩躁而無心休息。他打開文檔，習慣性地用文字問了自己一個問題。

來到這家公司五年了，他依然做著和五年前一樣的工作，薪水漲了幾千元，但晉升卻遙遙無期。幸好他還有寫作這個愛好，無論是快樂還是傷心，宇飛都會抓住一切機會在文字裡訴說心裡話。

每天都重複做同樣的事情，朝九晚五，薪水不會有太大的變化，職位不會有太明顯的變動，每天就像混日子一樣。我才30歲，難道就要在這裡等待退休嗎？

寫到這裡，他抬頭看了看對面的張阿姨。張阿姨明年就要退休了，她在這個公司工作了30年，退休時的薪水不比自己現在高多少。但張阿姨無所謂，她覺得有份工作做就挺好。張阿姨和宇飛說得最多的話就是：「這工作啊，做什麼不是做，有錢拿，有飯吃就行了。」

宇飛本想和張阿姨聊一聊，想想還是算了，他又低頭繼續寫。

看到張阿姨的狀態，我彷彿看到了我的未來，幾十年彈指一揮間，就像從來沒有來過這個世界一樣。不，這不是我想要的。在學生時代，我也夢想過以後有一番作為，賺到可以改變我人生的錢，去我無比渴望去的地方看看。沒想到才5年的時間，我的熱情和夢想就被

磨沒了。

5年來，我的薪水僅能維持自己每月的生活，很難有太多的存款。甚至現在我結了婚，有了寶寶，時不時還需要長輩的接濟。這幾年為了省錢，連旅行的想法都被自己否定了。

如果事業上能夠有所期待，那現在的狀態也並不是不能接受。但是很顯然，在這樣的公司，想晉升並沒有那麼簡單。也許……。

宇飛想到了但不敢寫出來——也許他會和張阿姨走一模一樣的路。

未來基本上已經定型了，我現在到底應該怎麼辦？

宇飛又問了自己一個問題，這個問題和第一個問題一樣，讓他不知如何回答。

二、寫故事，寫下的是對自己的期待

一時想不出答案的宇飛，失落地關掉文檔。他打開了另一個資料夾，那裡面存放著這些年來他寫過的小說。宇飛喜歡寫故事，特別是虛構的冒險故事。

昨天有一個故事還未完成，宇飛打開文檔，接著昨天的情節繼續構思。寫故事能讓他暫時忘掉煩惱。

阿立為了幫助他深愛的魔兔找到返回家族的彩石，毅然決然地走出生活了20年的村莊，順著魔兔手指的方向，去幫她找尋彩石的下落。

可沒想到，邁出村莊的第一步就是巨大的挑戰。因為魔兔指示的方向是村莊的東北方，那是一片禁地。從懂事以來，他就被反覆告誡，那個方向絕對不能去。他從來不知道那裡有什麼。但這一次，阿

立管不了那麼多了，因為如果找不到彩石，不能幫助魔兔返回家族，魔兔的靈魂就會漸漸消散，她就永遠也回不來了。

這一刻，宇飛完全融入了這個虛構的故事，他的腦海裡浮現清晰的畫面，好像這個村莊真的就是他曾經去過的一個地方，而主角阿立就像動畫片裡的人物一樣栩栩如生。他不敢停下，接著往下寫。

阿立對自己說：「親愛的阿立，你在這裡生活了20年，從未看過外面的一草一木，現在你肩負使命，不能不邁出這一步。如果不去，你可能會平安地生活下去，但是你的心會隨著魔兔的消失而沉寂。如果你去，即便前面是魔鬼的世界，你再也無法回來，你也不會有遺憾。」

幾天之後，阿立來到了那一片禁地。黑壓壓的森林中，無數棵需幾人合抱的大樹相互糾纏，分不清彼此。往森林深處望去，一片黑色的霧氣顯得十分詭異。阿立深吸一口氣，堅定地朝著那未知的方向走去，在他的身後，那個寧靜祥和的小村莊，彷彿在對他說：「阿立，你一定會成功的。」

寫出這最後一句，宇飛突然有點兒渾身觸電的感覺。他創造了阿立這個人物，本來以為只是胡亂編一個故事，但寫著寫著，他發現自己「入戲」了……。

三、寫別人，代入的是自己的生活

宇飛知道，雖然他寫的是童話故事，但其實故事裡處處都有自己的影子。阿立所面臨的困境跟自己現在的處境類似，而阿立的選擇其實也代表了自己心裡真實的想法，只不過在現實中他很迷茫，而在故事裡，他可以輕易地幫主角做出關乎命運的選擇。

彩石被封印在惡魔的城堡裡，那裡戒備森嚴，以阿立現在的能力，他絕對不可能闖進去。怎麼辦呢？他首先想到的是能不能找外援。阿立的爸爸是個魔法師，他施展魔法可以讓阿立隱身5分鐘。但阿立很快否定了這個方法。第一，自己已經是大人了，應該自己解決問題，不能靠家人；第二，5分鐘連第一道門都過不了，意義並不大。

　　阿立自己有個工具口袋，裡面有他這些年來收藏的寶貝，如披上就能飛的斗篷、能發射子彈的菸嘴、看穿牆壁的眼鏡、能快速長高的機器樹苗……阿立把工具口袋翻了個遍，他發現這些玩意兒雖然神奇，但是好像都派不上用場。

　　最後，他把目光落在自己的一雙手套上，這是一雙普通的毛線手套，是媽媽給織的。因為阿立喜歡爬樹，媽媽織的這雙手套他就一直戴著，都已經磨舊了。這雙手套讓阿立想起自己的一個本領——爬樹和盪樹藤。幾十公尺高的大樹，他「蹭蹭蹭」一會兒就能爬上去。

　　惡魔擔心別人闖進來，所以城堡的底層應該是守衛最多的地方。「如果我能爬到城堡的頂端，從上面進入城堡，應該就會容易很多。」阿立邊想邊打開機器樹苗，將它設定為城堡的高度，只用了一分鐘，樹苗就長得跟城堡一樣高了。他幾乎毫不費力地爬了上去。真是天賜良機，彩石居然就放在城堡頂端的亭子裡，而且無人看管。

　　阿立大喜過望，抓著彩石就想走，誰知彩石下面連著機關，他剛把手伸過去，一張大網就從天而降，而且整座城堡警鈴大作。怎麼辦？情況萬分緊急，惡魔和底層的守衛就要衝上來了。可此時阿立仍被裹在一張大網裡，完全無法動彈。

寫到這裡，宇飛有點兒寫不下去了，他又從虛構的世界回到了現實中，他現在也時常有被大網困住的感覺，而且生活的壓力就像惡魔一樣經常來圍困他。一邊是要衝上來的惡魔，另一邊是比山還高的城堡圍牆，他到底要何去何從呢？

正在思考怎麼寫下去時，櫃檯人員小李遞過來一張匯款單，「我說大作家，又有稿費啊，可要請客啊！」小李的聲音把宇飛從沉思中拉了回來。

原來是宇飛之前寫的一篇文章被錄用了，這是雜誌社寄來的稿費匯款單，一共2000多元，這是宇飛這個月收到的第五張匯款單了。

「當然，馬上就買糖請大家吃。」宇飛滿臉堆笑地回應著。

有稿費是好事，這個月孩子的奶粉錢又有了。

被圍困，被圍困⋯⋯。

宇飛還在想故事裡的情節，他的目光恰好落在了匯款單上：2049.5元。真是有意思，稿費還有零有整的，這家雜誌社計算得可夠細緻的。

「計算得細緻」，宇飛突然有了靈感，他趕緊接著寫下去。

大網緩緩地向上收攏，阿立這才發現，原來吊住他的也是一棵機器樹苗。樹苗的末端吊著大網，而自己就被困在大網裡。

每棵機器樹苗都有一個最大承載值，只要超過這個承載值，機器樹苗就會被損壞。阿立摸出口袋裡的自重器，這個小東西可以在一瞬間增加數千噸的重量。果不其然，阿立剛一啟動自重器，機器樹苗就「咔嚓」一聲斷了，大網打開了。

阿立扔掉自重器，飛快地來到圍牆邊，發現自己的機器樹苗還

安穩地立在那裡。他朝著城堡揮揮手。揮手的時候，才發現自己的手套被大網劃破了。現在也管不了那麼多了，要趕緊回去救魔兔，一刻也不能等。

這一小節的故事終於可以告一段落，宇飛稍微喘了口氣。

寫作真是一件很有趣的事，它讓宇飛幾乎忘記了時間，而且雖然他只是坐著安靜地打字，但他的內心就像坐了一趟雲霄飛車，經歷了一場無聲的冒險。

宇飛再次拿起那張匯款單，他要感謝它，是它給了自己靈感。他端詳著這張單子，以前他都是匆匆取錢，從來沒有認真看過。「匯款單位：大眾雜誌社。匯款金額：2049.5元。匯款用途：稿費⋯⋯」。

「也許，也許寫作就是我的神奇手套。」寫作是宇飛最拿得出手的技能，也是他最愛的事。故事裡的手套能幫阿立化險為夷，而寫作這項本事也許能帶宇飛走出困境。宇飛看了看手錶，還有一個多小時才上班，他再次打開文檔，他要繼續寫下去。上一節故事留下了一個伏筆，那雙陪伴阿立多年的手套破了，這意味著什麼呢？而對宇飛自己來說，寫作又將如何幫他走出困境呢？

手套破了的地方，阿立的手開始流血。剛剛太危險了，阿立都沒有感覺到自己的手被劃破了⋯⋯。

中午的陽光正暖，辦公室裡特別安靜，只有宇飛劈里啪啦地敲擊鍵盤的清脆響聲。

虛構一個跟自己有關的故事

　　心理學中有個詞是「投射」，是個體依據其需要、情緒的主觀指向，將自己的特徵轉移到他人身上的現象。如故事裡的宇飛，他把自己的困境投射到自己創作的人物身上，透過作品中的人物去思考解決問題的辦法，並最終找到出路。

　　小說創作對宇飛來說有著神奇的療癒效果。一方面，小說創作需要集中注意力，這在一定程度上緩解了宇飛的焦慮情緒；另一方面，宇飛把自己遇到的情況巧妙地植入故事，在故事中宣洩情緒、尋找解決方法，這些都是積極有效的做法。

續寫宇飛沒有完成的故事

　　請你接著本節中的故事寫下去，可以繼續寫阿立的故事，也可以創造一個新的人物，把自己投射到這個故事裡，試著在故事中解決你自己的問題。

　　手套破了的地方，阿立的手開始流血，剛剛太危險了，阿立都沒有感覺到自己的手被劃破了……（請接著寫下去）＿＿＿＿

_____

_____

寫作OK繃

1. 寫一個虛構的故事，把自己和自己的生活投射進故事情節中。
2. 在故事中設計一個人物，讓他成為自己的化身。
3. 讓這個人物經歷你所經歷的困難和痛苦。
4. 在虛構的情境裡，給這個人物設置各種應對辦法，看看這些應對辦法能否幫你走出困境。

第四節　別人的故事裡，滿滿的都是自己的影子

一、有酒有故事的瓊花

瓊花是個小說迷，她幾乎把所有的業餘時間都用來讀小說了。愛情小說、懸疑小說、歷史故事……只要是優秀的作品，瓊花就來者不拒。

但最近有一本小說，讓瓊花看得心裡很堵，因為這是一個悲劇。小說的主角是一個並不幸福的女人，她為了面子、孩子、金錢等，勉為其難地和自己的丈夫將就著過了一生。

在瓊花看來，這個女人太傻，在婚姻期內，她既沒有得到愛也沒有守住自我。這個故事讓瓊花想起了自己的上一段婚姻。在那段婚姻裡，她和這個女人的境遇幾乎一模一樣，但她勇敢地走了出來。不過最近父母總是在做她的工作，要她為了孩子考慮復婚。瓊花心裡很抵觸，但她也沒有明確拒絕父母，思前想後一番，她還是不知道該怎麼選擇。

「總之，不能和小說裡的這個女人一樣，這樣的一生完全沒有意義。」想到這裡，瓊花決定改寫這個故事，讓它成為一個讓自己滿意的故事。

說寫就寫，雖然已經很晚了，但是瓊花仍興趣盎然。她找來一瓶清酒，在桌子上擺上零食，然後打開電腦，開始寫自己心中的故事。

二、故事接龍，隨心出發

張敏帶著孩子從家裡逃了出來，那個房間的氛圍太壓抑了，讓

她幾乎無法呼吸。

接著小說的開頭，瓊花寫下了一個全新的故事。

張敏的丈夫因為工作不順利，又將怨氣出在她和孩子身上，這一次張敏決心逃離。

可是去哪裡呢？衝動過後，走在街上的張敏開始認真地思考未來。

隨著內心的期待，瓊花和張敏一起思考著，她接著寫。

天氣很冷，張敏緊了緊孩子和自己的衣服。冷風吹來，她很想回到溫暖的家中，但是她克制住了自己。抬頭望去，街邊還有一家飲品店開著門。張敏想了一下，便帶著孩子走了進去。

坐在裡面，點了兩杯熱飲，張敏給好朋友奇奇打了一個電話，希望她可以收留自己一個晚上。沒過多久，奇奇就開著車來接她了。張敏很感動，在最艱難的時候，還有這樣一個好朋友能時刻陪在自己的身邊。

後面的故事怎麼展開呢？瓊花想給張敏一點兒勇氣，她繼續寫道：

張敏在奇奇家待了五天，五天裡她沒接到丈夫的一個電話。張敏從傷心到失望，再到接受和坦然，最後她終於下定決心，一定要結束這段毫無意義的婚姻。張敏主動給丈夫打電話商談離婚的事，可電話那頭的聲音含糊不清。原來丈夫這幾天依然在酗酒，即便她和孩子都離家出走了，他也無所謂。這一刻，張敏徹底死心了，這場離婚戰，她無論如何都要打贏。

離了婚，孩子怎麼辦？故事寫到這兒，瓊花想到了自己的孩子，她感覺心臟被狠狠地揪了一下。瓊花心想，她一定要為張敏安排

一個更豐富的人生。

三、設置情節，安排別人的人生

喝下一口清酒，冰涼的液體順著食道滑下去，瓊花感覺自己的思路更清晰了。她要為張敏設置一個美好的結局。她從頭到尾梳理了一下故事的情節，彷彿在梳理自己的人生。她繼續寫下去。

這場離婚拉鋸戰持續了幾個月，最終以張敏勝利告終。家裡的每個親人都勸說張敏放棄孩子的撫養權，這樣她將來也好再嫁。但張敏依然選擇將孩子帶在身邊，她不能看著自己疼愛的孩子與一個酗酒的父親生活在一起。孩子很懂事，也知道體諒媽媽。在這場撫養權爭奪戰中，孩子無疑是最大的受害者。張敏希望可以在未來一點一點地補償孩子。

離開了丈夫，失去了一部分經濟來源，張敏辭掉了之前的工作，在奇奇的幫助下，她用這幾年的積蓄開了一家便利店。為了方便照看孩子，她把孩子轉到了離自己的店較近的學校，每天親自接送，用一切空餘時間陪伴孩子，好讓孩子時刻都能感受到愛的溫暖。

日子就這樣波瀾不驚地過著。憑著熱情的服務和實惠的價格，張敏的便利店生意愈來愈紅火，僅僅兩年時間，她已經開了三家分店了，她的收入也愈來愈多。對孩子的虧欠，張敏始終在盡力彌補。這兩年她帶著孩子去了很多地方旅行，為他挑選他喜歡的書籍，帶他去學習他喜歡的樂器，陪著他參加他擅長的體育比賽。

孩子對張敏說得最多的一句話就是「媽媽，我愛你！」。張敏很慶幸自己把孩子帶走了，之前一個人帶孩子雖然辛苦，但是熬出頭就好，不然讓他跟著父親，孩子的一生就完了。

寫到這兒，瓊花的眼淚奪眶而出。她想到自己當初離婚時，因為缺乏對生活的勇氣，直接放棄了孩子的撫養權。這些年來，孩子缺失母愛，沒有完整的童年，這成為她心中最大的痛。

擦乾眼淚，瓊花心裡稍微平靜了一點兒，她知道應該怎麼做了。除了走復婚這條路，她還有很多種方式讓孩子感受到愛。從今天開始，她要努力奮鬥，給孩子做出榜樣，也讓自己擁有足夠的能力來彌補遺憾。

隨著時間一分一秒地過去，瓊花筆下的故事也接近尾聲。主角張敏的生活愈變愈好，但在瓊花心裡還有一個顧慮，想來想去，她還是把這個顧慮寫了下來。

酗酒的前夫在一天黃昏時闖進了張敏的便利店，那個時候張敏正準備去學校接孩子。雖然這幾年張敏獨立又能幹，但在看到前夫的那一刻，她還是不由地戰慄起來。

「你來做什麼？」張敏壯著膽子對前夫說。她邊想邊從口袋裡摸出手機，想著如果對方動手，她就直接報警。可前夫的回答讓她很意外。

原來最近前夫窮困潦倒，他聽說張敏發展得不錯，就找了過來，希望張敏可以接濟一下他。在張敏的便利店裡，前夫痛哭流涕地懺悔，就差下跪了。

「如果我是張敏，我要不要幫助前夫？」瓊花拋出了一個問題，既是問張敏，也是問自己。她再次想起自己在上一段婚姻裡那些不開心的日子，她很想在故事中讓張敏冷酷地拒絕前夫，再將他掃地出門，讓他永遠也不要出現在自己面前。這種結尾會讓瓊花感到很痛快。

　　可落筆前，瓊花猶豫了，她知道這樣的報復很完美，但她也知道，這是自己的不甘和痛恨在作祟。最終，她還是改了結尾。

　　張敏看著前夫涕淚交加的樣子，一陣恍惚，自己當初怎麼會嫁給這樣一個人？但最終，她還是給了他10000元，並告訴他，如果今後他不能振作起來，仍是酗酒的話，那這就是她最後一次幫助他，以後他們就兩清了。若他還來騷擾，她會選擇報警。如果這10000元能幫助他渡過困境、從此奮發圖強，不再酗酒，努力工作，那她會再考慮跟他的關係。

　　晚上，張敏鄭重地和孩子說起這件事，孩子聽了後，用力地抱了抱她，對她說：「媽媽，你真的很偉大。」

　　天空已經泛起了魚肚白，瓊花看著自己寫下的結尾，內心漸漸釋然了。依靠自己的能力給予自己和孩子更好的生活，這和復婚與否本就沒有什麼關係。她現在要做的是一個對自己、對孩子都好的選擇，而不是任由心中殘存的怨念來支配自己。

　　新的一天已經開始，瓊花舉杯喝下最後一口酒，揚起頭的那一瞬間，瓊花覺得自己從來沒有這麼瀟灑過。

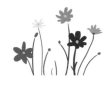

畫重點

用別人的故事，解決自己的問題

．．．

　　瓊花改寫了這個故事，也給故事裡的女人重新安排了人生。看起來，這只是一個寫作接龍的遊戲。實際上，瓊花在別人的故事裡看到了自己，也找到了自己所面臨的問題的答案。

　　為什麼自己的事要透過別人的故事來映射？因為當局者迷，自己看自己所面臨的問題的時候，總是會被很多主觀因素影響。所以，先去解決別人的問題，再用別人的問題的答案來指導自己的生活，這也不失為一個好辦法。

寫作療癒練習 24

續寫張敏的故事

　　如果請你來寫文中張敏的故事，你會怎麼寫？如何在故事中融入自己的價值觀和人生選擇？

　　張敏帶著孩子從家裡逃了出來，那個房間的氛圍太壓抑了，讓她幾乎無法呼吸。（請接著寫下去）＿＿＿＿＿＿＿＿

＿＿＿＿＿＿＿＿＿＿＿＿＿＿＿＿＿＿＿＿＿＿＿＿＿＿

＿＿＿＿＿＿＿＿＿＿＿＿＿＿＿＿＿＿＿＿＿＿＿＿＿＿

寫作OK繃

1. 寫故事的時候可以天馬行空地想像，在合理的範圍內，你可以隨意安排人物的命運。

2. 故事沒有對錯之分，你對人物命運的安排，其實就是自己內心想法的投射。

3. 在寫的過程中問問自己，為什麼會這樣安排，這個情節是否也反映了你的潛意識。

療癒
加油站
由外向內，再由內向外

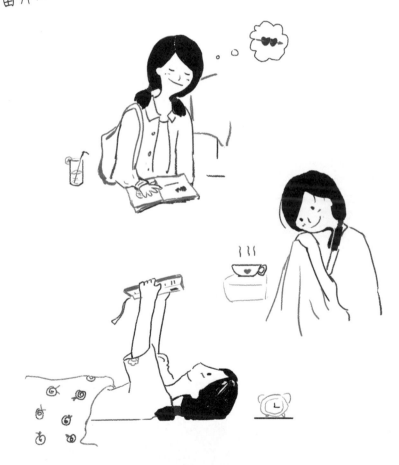

心理學小課堂

一、警惕情緒「死胡同」

前面講到了負面情緒，一般來說，負面情緒是可以自我調節的。找到解決問題的辦法，對症下藥，負面情緒就可以得到緩解。但有一種情況例外，那就是我們俗稱的「鑽牛角尖」，心理學將其解釋為情緒調節的「當機狀態」。如果陷入一個問題裡出不來，或者只願意從某一個角度理解這個問題，那麼人就會一直處於負面情緒中無法自拔，也就是說，常規的自我調節功能就會失靈。

二、轉個彎，走出來

前面介紹的寫作療癒方法主要是「向內看」——透過挖掘內在想法來改變現狀。而本章介紹的寫作療癒方法是「向外看」——當遇到看起來無法解決的問題時，要把注意力放到外部事物上，透過回憶、虛構故事等方法轉移注意力，同時借助主觀意識的協調作用來緩解負面情緒。

「向外看」有四種方法，分別是注意力轉移法、回憶接納法、人格代入法和虛構建設法。

（1）注意力轉移法。注意力轉移法是指把注意力從使個體產生負面情緒的活動或事物上轉移到能使個體產生正面情緒的活動或

事物上來。透過轉移注意力，個體能減少沉溺於負面情緒的頻次和時長，重拾信心和幸福感。

（2）回憶接納法。每個人都不是十全十美的，生活也不可能一帆風順，遇到問題的時候，大部分人的第一反應是逃避和自我否定，這很容易引發負面情緒。用寫作進行回憶，找到曾經的溫暖和自我肯定的力量，這會讓人獲得面對現實的勇氣。

（3）人格代入法。我們時常因為一些故事而產生強烈的共鳴，那是因為我們將自己主動代入了他人的故事。這種行為承載著個體的希望。用寫作把自己代入某個故事，用他人的反應來指導自己的行為，並透過自我暗示對自己進行鼓勵，個體可以恢復行動力。

（4）虛構建設法。個體虛構的故事中往往蘊藏著其個人價值觀，隱含著個體的期待。透過虛構故事，個體可以將自己融入設計的情節之中，引發自己對現實問題的思考。在情節的設置上，個體可以透過安排主角的命運，為他尋找出路，達到由外向內地轉變想法，解決自身問題的目的。

課後寫作練習：寫作接龍

大劉焦慮不安，連續三個跌停，他的股票已經完蛋了。不過現在的問題是，如果今天股價再下跌，他把所有的錢賠進去都不夠，他還會破產，而且屋漏偏逢連夜雨，他的孩子也病了……

（請接著寫下去）＿＿＿＿＿＿＿＿＿＿＿＿＿＿＿＿＿＿＿

＿＿＿＿＿＿＿＿＿＿＿＿＿＿＿＿＿＿＿＿＿＿＿＿＿＿＿

＿＿＿＿＿＿＿＿＿＿＿＿＿＿＿＿＿＿＿＿＿＿＿＿＿＿＿

＿＿＿＿＿＿＿＿＿＿＿＿＿＿＿＿＿＿＿＿＿＿＿＿＿＿＿

＿＿＿＿＿＿＿＿＿＿＿＿＿＿＿＿＿＿＿＿＿＿＿＿＿＿＿

＿＿＿＿＿＿＿＿＿＿＿＿＿＿＿＿＿＿＿＿＿＿＿＿＿＿＿

＿＿＿＿＿＿＿＿＿＿＿＿＿＿＿＿＿＿＿＿＿＿＿＿＿＿＿

＿＿＿＿＿＿＿＿＿＿＿＿＿＿＿＿＿＿＿＿＿＿＿＿＿＿＿

＿＿＿＿＿＿＿＿＿＿＿＿＿＿＿＿＿＿＿＿＿＿＿＿＿＿＿

＿＿＿＿＿＿＿＿＿＿＿＿＿＿＿＿＿＿＿＿＿＿＿＿＿＿＿

＿＿＿＿＿＿＿＿＿＿＿＿＿＿＿＿＿＿＿＿＿＿＿＿＿＿＿

＿＿＿＿＿＿＿＿＿＿＿＿＿＿＿＿＿＿＿＿＿＿＿＿＿＿＿

＿＿＿＿＿＿＿＿＿＿＿＿＿＿＿＿＿＿＿＿＿＿＿＿＿＿＿

＿＿＿＿＿＿＿＿＿＿＿＿＿＿＿＿＿＿＿＿＿＿＿＿＿＿＿

 寫作
提示

1. 不用刻意想著自己的問題，潛意識會把你的問題跟故事內容自然地聯繫起來。
2. 盡可能讓故事中的人物做出積極的選擇。
3. 寫完之後，想想這個故事跟自己的聯繫。

寫作
魔法盒

100個寫作療癒錦囊

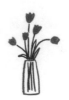

看完這二十幾個故事,不知道你是否會有所觸動?閱讀別人的故事其實也是一種療癒,當我們相信很多人的處境跟我們一樣時,我們才不會覺得自己是座「孤島」。

不過更有效的方法還是自己動手寫,親身經歷寫作療癒的過程,真正寫出自己的困惑,從而解決自己的問題。

下面這個「寫作魔法盒」中有100個寫作療癒錦囊,它是給願意行動的人準備的。如果你恰好遇到了一些問題,或者迫切需要進行寫作療癒,那麼你可以隨意寫下1~100的任何一個數字,然後在下面的「寫作魔法盒」中找到這個數字對應的錦囊,打開它,開始寫。你不需要考慮自己能寫多少個字,也不需要考慮文筆是否優美,你只需要把自己想到的全部寫下來,也許奇蹟就會發生⋯⋯。

1. 寫寫你的好朋友,最好是那個很久不聯繫、停留在你的記憶深處的朋友。
2. 寫寫小時候的二三事。
3. 寫寫最讓你感到開心的三件事,愈具體愈好。
4. 記一次開心的旅行。
5. 說說你最近剛看完的一本書,介紹一下這本書中令你印象深刻的內容。

6. 說說你看過的最好看的一部電影。

7. 說說這個月你最想吐槽的一件事。

8. 誰傷害你最深？說說這個故事，看看你能否原諒他（她）。

9. 寫一封信給你的父母，只管寫，不用想著寄出去。

10. 以「我的生活有什麼問題嗎？」為題寫一篇文章。

11. 寫下你兒時的理想，再寫一下現在這個理想是否實現了。

12. 如果讓你介紹你的家鄉，你會怎麼寫？請以「我的家鄉」為題寫一篇文章。

13. 以「那一次我是真的怕了」為題寫一篇文章。

14. 給你看過的一部電視劇重新設置一套情節，在裡面加入你自己的經歷。

15. 以「你真的想清楚了嗎？」為題寫一篇文章。

16. 你的理想生活是什麼樣的？請把它寫下來，盡可能描述得詳細一點兒。

17. 假如你明天就要離開這個世界了，寫一寫接下來的24小時你會做什麼。

18. 你人生最成功的一次經歷是什麼？請把它寫下來。

19. 虛構一個童話故事，可以天馬行空地想像。

20. 描述一段夢境，想一想你為什麼會做這樣的夢。

21. 如果可以選擇，你這輩子最想做的工作是什麼？請詳細說說這份工作。

22. 假如今天你跟自己最喜歡的電影中的角色結婚了，請想像一下你們的生活會是什麼樣的。

23. 假如現在有一台時光機器，它能讓時間倒流，你希望用它做什麼？

24. 假設現在你去到了20年之後，遇到了20年後的自己，你想對自己說些什麼？

25. 寫一件讓你思考良久的小事。

26. 仔細觀察你身邊的一種動物，如一隻螞蟻、一條狗等，寫寫牠的樣子。

27. 閉上眼睛5分鐘，請把你在這期間聽到的聲音全部寫下來。

28. 長這麼大，最讓你感動的一幕是什麼？請把它寫下來。

29. 安靜地坐下來，閉上眼睛，3分鐘後睜開眼，把這3分鐘內腦海裡閃過的念頭全都記錄下來。

30. 你吃過最好吃的一頓飯是什麼？能把它寫下來嗎？

31. 有什麼故事一直埋藏在你的心底，你從來沒有跟人說過？請把它寫下來，放在一個只有你能找到的地方。

32. 今年你想要達成哪些願望？請把你最想實現的五個願望寫出來。

33. 給未來的自己寫一封信。

34. 給十年前的自己寫一封信。

35. 給自己的孩子或者將來的孩子寫一封信，讓他（她）在15歲的時候再打開看。

36. 給自己的另一半或者將來的另一半寫一封信。

37. 寫一份自我介紹，內容包括自己的性格、興趣、愛好和特長。

38. 記錄自己的一次冒險經歷，以及這次經歷對你的影響。

39. 生命中有沒有某個瞬間讓你突然發生改變？想一想，把它寫下來。

40. 記錄一件你最後悔的事。

41. 假設你現在在火車上，對面坐著一個好看的異性。請構思一段故事，想想接下來會發生什麼。

42. 如果你現在突然有了60天的假期，你會怎樣度過？規劃一下並將它寫下來。

43. 如果你現在中了5000萬元的大獎，你會怎麼花這筆錢？

44. 如果你被星探發現了，星探請你去拍戲，請想像一下接下來的故

事。

45. 自己給自己講五個笑話，並把它們寫下來。

46. 把你最近想要抱怨的事寫下來，看看有沒有解決的辦法。

47. 以「你到底想要什麼？」為題寫一篇文章。

48. 假設你現在在讀大學，你要跟你的同學分享一個你成長過程中的故事，請把它寫下來。

49. 如果你可以實現三個願望，你希望是哪三個願望？

50. 寫一篇文章，把你之前的人生概括一下。

51. 寫一篇日記，記錄一下今天的經歷。

52. 如果現在你可以搬去任何一個地方生活，請想像並描述一下你搬家後的生活。

53. 如果現在讓你來策劃你未來的婚禮（或者重新舉辦婚禮），你會怎麼安排？

54. 你一定遇到過很多讓你討厭的人，挑一個最討厭的人，試著在他（她）身上找到三個優點。

55. 寫出三個老朋友的名字，說說他們的故事以及他們對你的影響。

56. 在過去的一年中，你做過最明智的事是什麼？為什麼？

57. 你最喜歡的一首歌或者一首曲子是什麼？它讓你想到了什麼？

58. 如果這是你寫的最後一篇文章，你會寫些什麼？

59. 在你過去的經歷中，最令你尷尬的一件事是什麼？

60. 如果你現在可以領養一隻寵物，你希望是什麼動物？為什麼？

61. 盯著鏡子中的自己看一分鐘，你想到了什麼？你想說什麼？

62. 對你影響最深的一本書是什麼？

63. 有沒有哪一次旅行讓你終身難忘？

64. 想一下現在你最應該做的十件事，並把它們寫下來。

65. 想一想自己的錢都花在了什麼地方，自己給自己做一個財務分析報表並把它用文字描述出來。

66. 如果要總結五條人生經驗，你會如何總結？

67. 說說你每天的時間安排，你喜歡這樣的安排嗎？

68. 你的臉書、IG朋友裡都是什麼樣的資訊？你每次看完有何感受？

69. 你經常做的夢是什麼樣子的？這個夢試圖告訴你什麼？

70. 如果現在有個外星人來到你家，你會怎麼跟他介紹地球和你周圍的一切？

71. 如果人生可以重來一次，你會怎麼過？

72. 20年後，你和你的高中同學聚會，想像一下那時候的場面。

73. 假如你被施了魔法變成了一隻貓，想像一下你將要面對的世界。

74. 以「生命中最難忘的時刻」為題寫一篇文章。

75. 以「沒有過不去的坎」為題寫一篇文章。

76. 以「選擇」為題寫一篇文章，想想這些年來的哪些選擇對你有什麼樣的啟發。

77. 你怎麼理解療癒？你知道哪些有療癒效果的方法？

78. 什麼能讓你的心情一秒鐘內變好？好吃的？有很多錢？還是一個超長的假期？

79. 哪件事當時讓你很糾結，現在想想很可笑？把它寫下來。

80. 小時候你有什麼夢想？現在實現了嗎？你會覺得當時的夢想完全不切實際嗎？

81. 每年的哪個日子對你而言特別重要？為什麼？

82. 如果可以隨便選一個地方定居，你希望是哪裡？

83. 那些讓你不開心的事，你自己負有責任嗎？找一件出來分析一下。

84. 如果你穿越到了唐朝，你會經歷什麼？請發揮你的想像力，寫一篇文章。

85. 如果現在你是一個人生活，你會怎樣規劃你的生活？

86. 假如現在你被安排在某個無人區待一年，你打算做什麼？

87. 假如現在你有機會去哈佛大學進修一年，想像一下你在哈佛大學的生活。

88. 今天早晨起來，你發現自己跟最喜歡的人互換了身體和身分，想像一下之後你會遇到什麼事。

89. 假設你的父母說你現在不務正業，你準備怎麼跟他們解釋你現在在做的事？

90. 你希望你的孩子是個什麼樣的人？他（她）要具備什麼樣的品質？

91. 有沒有哪次比賽或考試給你留下了深刻的印象？為什麼？

92. 你在公共場合最丟臉的一次經歷是什麼？把它寫下來。你現在可以放下這件事了嗎？

93. 如果現在你站在自己的對面，你會跟自己說什麼？

94. 如果現在讓你寫一本書，你最想寫什麼內容？說說你的構思。

95. 你認為的最理想的生活狀態是什麼樣的？請描述一下。

96. 有沒有哪位名人的婚姻生活是你非常羨慕的？寫寫他們的婚姻故事。

97. 記錄一次你發脾氣的過程，描寫得愈詳細愈好。

98. 假設你是地球上的最後一個人，這時候，一陣敲門聲響起……（請接著寫下去）

99. 你有夢想嗎？請描述它。

100. 如果讓你做一天心理師，設想一下你會聽到的故事。

寫作提示

寫作療癒是一種自由的寫作方式，所以你不用擔心別人怎麼看你寫的內容，寫就好了。另外，不要把上面的題目當作問題，而要當成啟發你思考的錦囊。你只有想得愈多，才能寫得愈多。不過，寫得多並不是唯一目的，把事情想明白、讓自己得到療癒才是最終目的。

後記

寫作療癒之旅，
你自己就是那個擺渡人

　　生活中，總有些意想不到的收穫，比如我明明什麼都沒做，別人卻一封接一封地發來感謝信，感謝我成為他（她）生命中的貴人，讓他（她）的人生發生重大改變，重新煥發活力。

　　大部分時候，我都懷疑這些信是不是寫錯了收件人，我跟這些人素昧平生、交集不多，我不過是讓他們拿起筆開始寫東西，而且我從來沒有教別人寫過「感謝信」這種文體，我只是讓大家去感知自己的情緒，去發現身邊值得記錄的人和事，然後把它們寫下來，僅此而已。

　　在過去的一年裡，我最勤勞的學員寫下了50多萬字的內容，而大部分學員也都寫了10萬字以上。我的本意是希望大家把寫作當成一種愛好或者有利於自己工作、生活的工具。但超出我預期的是，大家不但寫作能力提升了，而且很多人的生活也發生了變化。

　　有個學員病癒後患上了輕度焦慮症，她本著給自己找點兒事做的目的來學習寫作。她的想法很單純，希望做點兒讓自己感興趣的事，也許這樣就能改變自己萎靡的狀態。就這樣，寫作進入了她的生

活，本來以為是負擔的寫作，卻變成了她根本停不下來的愛好。一年多時間，她讀了20多本書，寫下了28萬字。因為寫作，她結交了新的朋友，也獲得了更多的認可。寫作上的突破還激勵她「解鎖」了更多新技能——她學會了做健康餐，學會了游泳，健身頗有成效。一年後的今天，她受到邀請，要站在上海的某個舞臺上跟台下的幾千人分享寫作帶給她的改變。這個光彩奪目的她跟一年前的她判若兩人。

還有個學員，是一位全職媽媽，她被孩子和家庭關係壓得喘不過氣來。孩子不聽話，老公不理解她，自己沒有方向，她感覺每天都過得渾渾噩噩的。她的本意是先找個地方散散心，然後離婚，所以她從開始寫作訓練的第一天起，就只寫一類文章，她稱之為「心情日記」。吐槽了幾十天之後，她的心情似乎好了一些，她開始用文字分析自己跟老公的關係——她發現原來老公並沒有那麼糟糕，原來自己也沒有那麼好。寫到後來，她說她不想離婚了，她要好好跟老公談一談。後來，她給我寄來感謝信，說我挽救了她的婚姻和家庭，她要繼續和她老公好好地過下去。

這樣的例子還有很多，比如壓抑的公司白領、整天操勞的全職媽媽、初入職場的大學生、以為自己已經「塵埃落定」的中年人，寫作幫他們打開了一扇窗。窗戶打開了，陽光透進來，刺眼的光線讓他們覺得炫目，也讓他們第一次有機會認真地看看自己的樣子，也看看自己所處的真實環境。

我不是心理師，也不是電臺裡的「知心大哥」，所以我從來不

隨意給別人提建議。對所有到我這兒來學習的人，我只有一個處方，那就是寫作——用寫作跟自己對話，用寫作療癒自己。我相信，解鈴還須繫鈴人，能解決個人問題的只有每個人自己。

我把這種因內心反省而產生的智慧叫做「內生智慧」。一個人天生就具備這樣的自癒能力——人會給自己帶來壓力，也能靠自己找到「解藥」。所有外部的幫助都只能起到輔助作用，最終擊退「妖魔鬼怪」的，只能是由內生智慧帶領的自己。

我發現寫作正是達成這一目標的簡單方法。當你坐下來寫的時候，你的世界沒有別人，只有你自己。寫作是少有的靠自己就能完成的事，別人幫不了你，其實你也無須別人的幫助。

寫作是一個能說明你快速進入專注狀態的方法。你沒辦法一邊看電視一邊寫作，沒辦法一邊玩手機一邊寫作，至少在寫作的當下，你必須全神貫注。只有專注，你才能打開跟內心對話的大門。在這一刻，外界的紛擾都與你無關。

當你真正安靜下來，當你開始把握當下，內生智慧就源源不斷地產生了——它幫助你梳理雜亂如麻的思想；幫助你暫時遠離世俗的偏見；幫助你打破教條和常規。當你開始寫作的時候，你的潛意識就會重新整理雜亂的念頭，你的思維再次變得清晰，你的情緒變得穩定，你的幸福感再次湧現……。

　　簡單來說，你無法控制你的意識和想法——它們氣勢洶洶地跑進你的腦海裡，趕也趕不走，但是你可以做一點兒事讓它們往好的方向轉變。而寫作，就是說明你快速進入這種狀態的「靈丹妙藥」。

　　所以，是我讓一個對生活失望的人重燃信心的嗎？不是，是寫作激發了他內心不放棄的熱情。是我讓一個迷茫的大學生明確人生目標的嗎？不是，是寫作讓他找到了奮鬥的方向。是我讓一個安於現狀的中年人找到人生樂趣的嗎？不是，是寫作讓他發現自己的興趣所在。

　　在這段療癒之旅中，幸福就在彼岸，寫作是一艘渡船，而你自己，就是那個擺渡人。

劉主編

2021年10月

國家圖書館出版品預行編目(CIP)資料

好好寫作，靜靜療癒：用文字和內心深度對話，練習
　看清自我感受，轉念讓日子過成自己喜歡的樣子／
　劉主編, 藍橙著. -- 初版. -- 臺北市：臺灣東販股份有
　限公司, 2023.01
　264面：14.7×21公分

　ISBN 978-626-329-649-7（平裝）

　1.CST：心理治療 2.CST：寫作法

418.989　　　　　　　　　　　　　　　111019564

好好寫作，靜靜療癒

用文字和內心深度對話，練習看清自我感受，
轉念讓日子過成自己喜歡的樣子

2023年1月1日初版第一刷發行

著　　者	劉主編、藍橙
主　　編	陳其衍
封面設計	水青子
發 行 人	若森稔雄
發 行 所	台灣東販股份有限公司
	＜地址＞台北市南京東路4段130號2F-1
	＜電話＞(02)2577-8878
	＜傳真＞(02)2577-8896
	＜網址＞http://www.tohan.com.tw
郵撥帳號	1405049-4
法律顧問	蕭雄淋律師
總 經 銷	聯合發行股份有限公司
	＜電話＞(02)2917-8022

著作權所有，禁止翻印轉載。
購買本書者，如遇缺頁或裝訂錯誤，
請寄回調換（海外地區除外）。
Printed in Taiwan